U0100617

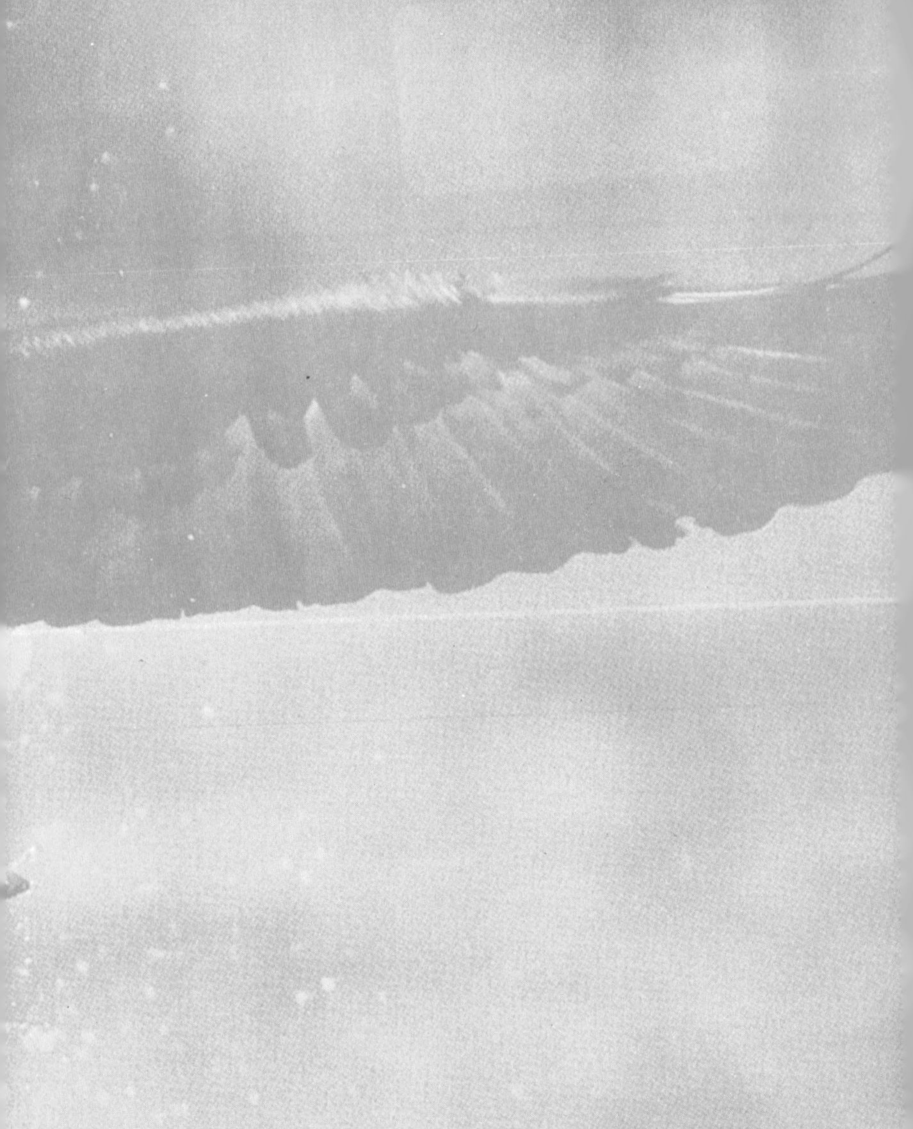

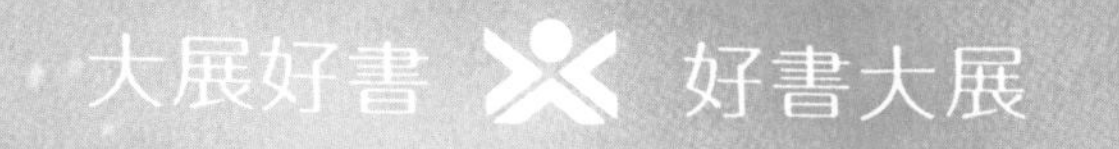
大展好書 好書大展

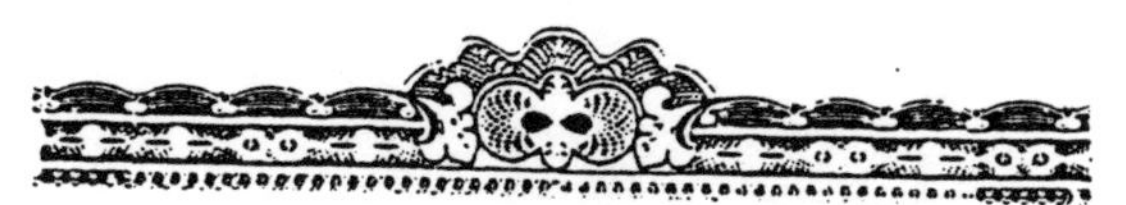

卡拉ＯＫ健腦法

東　潔／著
沈永嘉／譯

序言

「最近健忘得很厲害，這莫非是要開始痴呆症了……」

當年過四十歲後，身邊常聽到有人如此喃喃自語。遇到這種情形，我就勸他去唱卡拉ＯＫ。

稱做「卡拉ＯＫ」這種積極性參與音樂的方式，是日本獨特的發明。以一種在大庭廣眾前主動的唱出聲音，發散感情、解放思維　的行為，竟能如此普遍化，不得不說是件可喜可賀的事情。

不過，社會上的衛道之士恐怕一聽到「卡拉ＯＫ是文化」這種話，都要皺著眉頭吧！

可是，既然社會認為有此必要，而且由人們培育它，維護它就應該算是「文化」，那麼卡拉ＯＫ未嘗不是堂堂的文化。

人類是「歌唱的動物」。歌唱可說是人類與生俱來的欲求。

而把這種歌唱的樂趣商業化正是卡拉ＯＫ的傑作，正因如此，「ＫＡＲＡＯＫＥ」才在全世界廣為流行語。

我們暫且不論它的商品價值，反正陶醉於歌唱的樂趣，與夢幻般的享受，把當天所發生不愉快的事都忘記——這才是卡拉ＯＫ最大的魅力。

這就是稱之為「Catharsis 精神宣洩作用」（自我淨化作用）的效果，最好的一點是歌唱的本人在心理上，卻沒有什麼特別的意識。

這種能使心情良好可從中取樂的歌唱方式，卡拉ＯＫ可說有利於身心健康的維持。而且連專家也給予正面的肯定，認為它具有腦部活性化，也就是擁有優異效果的「健腦法」。那是說：

①唱歌就是一種全身運動。
②記憶歌詞會直接鍛鍊腦力。

③結交歌伴其樂融融。

詳細情形容後再於本文中說明。但本書的主旨在強調一個人只要不討厭唱歌，那麼卡拉ＯＫ就會成為你中年後防止痴呆症的特效藥。

在此之前卡拉ＯＫ常被強調有「紓解消壓力」的效用，但是並沒有充分說明其理由到底是什麼？

然而，隨著最近大腦生理學及分子生理學的發達，這才發現其中的機制。

原來我們對一件事感到滿足，或覺得幸福，腦部就會分泌「幸福荷爾蒙」，喜悅就會在全身蔓延擴散。

所謂「幸福荷爾蒙」其實是為了方便而姑且如此統稱，可是如今已發現以被稱為「腦內嗎啡」的內啡肽(endorphines)為首，還有其他幾種荷爾蒙被確認。

最重要的一點，是當「幸福荷爾蒙」分泌旺盛，對一個人的健康有絕大的效用。也就是說，不但可以防止老化提高自然治癒力，又有優異的藥理效果，保持腦細胞年輕等效力。

相反的，如果一個人經常生氣或心焦難安，腦部就會分泌出名為降腎上腺素的荷爾蒙，因為毒性甚強，才會削弱我們的生命力。

中國有句俗諺說：「一笑一少、一怒一老」。意謂著每一笑就會年輕，每一怒就會老化，它背後的原因就是前面敘述過的腦部所分泌出荷爾蒙的作用。又例如，像日本也有古諺說：「福臨笑之門」。

所以，假如有人從事於卡拉ＯＫ趣味活動，請務必持續下去，而且勸你還要儘量不斷去學新歌。

因為新歌沒有幾個人會唱，當然能夠得到更多的喝采。由於同樣是唱完一首歌，可是新歌會讓人覺得不虛此行且有意義——這種挑戰的「意欲」，成為不斷再學的一環，也就是保護你不會痴呆的根源。

因此，你不用怯場，儘量在人前高歌一曲吧！

想出風頭，享受別人的掌聲——這種心理又是防止痴呆的特效藥。

再說，現在的卡拉ＯＫ已不再是酒席的專利，也成為「家族團聚和樂氣氛的媒介」。建立全家同樂的共識，簡直是防止痴呆事半功倍的雙重作戰效果。

這就是說找公司的同事或工作夥伴去唱歌固然不錯，但是，全家或夫婦一起去唱歌也很好。

包括歌曲在內的音樂，都有鼓舞人心的力量。

正因如此，音樂從遠古以來就跟人類長相為伴，永遠受到喜愛。據說能夠治癒人類心靈，而把音樂的力量應用在醫療上的「音樂療法」，目前在日本也受到矚目。

卡拉ＯＫ正可說是「自動自發的音樂療法」。

現代社會已進入衣食豐足，高齡化的年齡結構。人生不再苦短，可以延長到八十歲層。而高齡化社會同時也招致「痴呆」的時代來臨。但是，只要技巧活用卡拉ＯＫ，就可能成為能摘除「痴呆萌芽」優越的健腦法。

當然，我也知道社會上也有「討厭卡拉ＯＫ」的人。至於那樣的人只好另尋其他適合自己性格的「健腦法」。

卡拉ＯＫ是沒有道理的快樂。筆者這次必須對於不必講道理卻能快樂的事情刻意找出道理，真是頗感困難，但站在防止痴呆的觀點上，以日本人推出如此獨特的文化，向全世界，甚至向未來做更大的推廣。

東　潔

目錄

第二章　以「音藥」治癒心傷

第三章 以卡拉ＯＫ摘除「痴呆症萌芽」

第五章　現今卡拉ＯＫ機器總匯

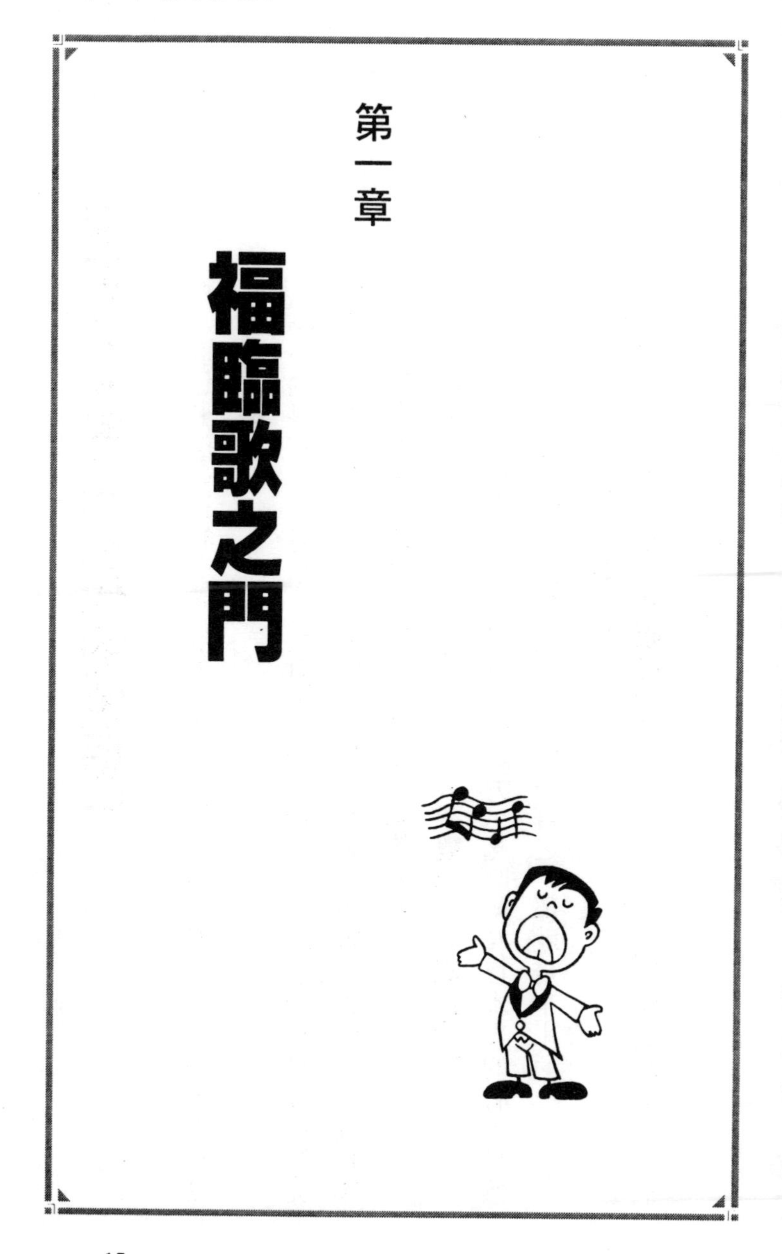
第一章
福臨歌之門

卡拉ＯＫ是「現代的歌垣」

這是卡拉ＯＫ的全盛黃金時代——不分男女老幼，人手一支麥克風大唱特唱。

不論喜歡或是討厭、或者對歌唱是否拿手，現在卡拉ＯＫ已經完全溶入日本社會平常的生活中，是無可否認的事實。實際上，**在日本人中每二人就有一個**是這項全民文化活動的愛好者。

甚至還有人說「卡拉ＯＫ將日本人改變為『歌唱民族』。」

但是為什麼卡拉ＯＫ會有這種魅力，風靡所有日本人的心，雖然眾人意見紛紜，然而探究其原因，簡而言之，那就是——

「人類是因歌而存在的。」

就等於說人類是「**歌唱的動物**」。不論悲傷或喜悅的時候，人們都想歌唱。因為歌唱就是喜悅、悲傷，以及所有感情的表現。

從古至今不分東西，歌謠都跟人們如影隨形。說得更清楚一點，「想歌唱」的欲求幾乎是跟食慾、性慾，聚群慾相提並論，可說是人類的本能。

正因如此，人們才會願意花費金錢，甚至連排隊等候也在所不惜的上場唱歌。

的確，常有人提出卡拉OK的優點就是「紓解壓力」，其實如果人們沒有享受到「歌唱的樂趣」，哪還能繼續唱下去。

根據歸納有關卡拉OK的各種調查顯示，結果發現「勤跑卡拉OK理由」排行榜前三名如下：

①喜歡唱歌。

②紓解壓力。

③獲得自我表現的機會。

當然，個中的理由會因年齡層不同而有區隔，年輕的一代壓倒性以「喜歡歌唱」居冠，越到中高年層則是以「紓解壓力」為最大理由。

如今，高中生放學後的娛樂排行第一的就是卡拉ＯＫ。

現在如果到涉谷或新宿等繁華鬧區的卡拉ＯＫ店去看，只要是放學時間都會遇到高中生成群結隊，「盤據」在卡拉ＯＫ的候唱室。顯然是要「放學回家前**先唱一曲**」。

而那些男女成雙配對來卡拉ＯＫ唱歌的盛況，正是「現代的歌垣」。

古代所謂的「歌垣」就是：〈古代男女聚集互相歌詠舞蹈而遊玩的節令行事，也屬於一種求婚方式〉（註釋出自『廣辭苑』），正是卡拉ＯＫ現代寫照。尤其最近，在東京的卡拉ＯＫ店成為熱門話題的**卡拉ＯＫ尼爾頓網路(Nelton Network)**，更具這樣的特點。

那就是只要把專用的已付費卡片插入已設定的電視電話（螢光幕式電話），就可以直接見到同樣擁有卡拉OK店系統的異性，這種接觸方式的服務。

因為畫面會播映出對方的面貌所以可以一目瞭然是不是適合自己的類型。如果不是自己喜歡的類型就按下「作廢」的按鈕，畫面就會自動消失，稱之為尼爾頓網路。

當然，不只是年輕人對卡拉OK情有獨鍾而已。

你可別忘了還有高齡者和家庭主婦。據說如今**六十歲以上每四人中有三人**都人手一支麥克風，可見卡拉OK的愛好者，已多過喜歡槌球的人，成為高齡者的代名詞。

像卡拉OK比賽或卡拉OK大會也是盛況空前，只見銀髮族的前輩們，莫不心情愉快晃動拳頭熱烈唱著演歌（日本抒情歌曲）。

這樣的情景使筆者深深覺得「人類是非歌唱不能生存的動物。」

在年輪的歌喉上互別苗頭、精神飽滿

當筆者來到東京，赤坂的ＴＢＳ會館，首先就看到近在眼前的『古歌之店』。店長掛貝雅子說：

「來到店裡的客人年齡從五十歲到八十歲。東京都內當然就不必說了，連千葉・神奈川等東京附近縣份，都有客人不遠千里而來。這是因為我們這家卡拉ＯＫ沒有年齡的限制。不會有人對年紀大的客人叫『爺爺』，簡直像是又回到青春時代一樣。」

對於這群大白天就充分享受卡拉ＯＫ之樂的老人們精力之充沛，店長掛貝雅子也不禁瞠目結舌。

在這裡所點唱的歌曲像『麥與軍隊』、『拉布爾小夜曲』、『阿富姐』等，名副其實全是古歌。果然是「名不虛傳的金字招牌」。

「其中也有連一次都沒有被唱過的歌。與其說這些客人是要親近卡拉ＯＫ，不如說是因為可以『唱老歌』才慕名前來。我自己也很高興他們個個都不問自答的提起『當年勇』」。

營業時間從上午十一時半到午後五時為止。因為是租借晚間營業小吃的店址，所以只有白天營業。不供應含酒精的飲料及任何飲料或食物，只有茶和茶食。不管唱幾首歌曲，待上多久時間費用一律二千五百元日幣。

「這種不管怎樣反正就是不准喝酒的店規，竟然也能盛況空前說來真不容易。」

店裡常見的情景就是老人們輕輕拿起麥克風依序唱出回憶的歌曲。或是兩個初次見面的陌生人可立刻合唱起來，是司空見慣的事，據說最後大多以軍歌大合唱結束。

可能是因為屬於同一年齡層，所以話題也容易溝通。嬰兒潮世代的店長掛貝一貫扮演共聽的角色。

「但是，這裡完全沒有懷舊感嘆中心的氣氛。而且個個都會唱出調皮的歌曲，時而改變歌詞，時而改變歌調而唱，只要能夠樂在其中，我覺得那又何妨。再說，唱歌本來就是自我表現的一種方式。」

店長原本經營一家服飾店。店裡的常客多是年長的客人，她曾經一起陪伴他們到卡拉ＯＫ店，結果發現大多是現代流行歌曲，那些年長的客人會明顯察覺出自己和周圍有代溝的氣氛。

「本來老歌就是和從前青春回憶結合難以分割，所以年長的人都愛唱這些從前的歌，可是根本找不到這樣的店。因此我就想以**從前流行過的歌**為中心，開設一家卡拉ＯＫ店不就行了！」

根據財團法人日本池上協會（高木金次理事長），以住在東京六十歲以上的男女、一千三百人為對象所做的問卷調查「高齡者的卡拉ＯＫ趣向與愛唱歌曲」，發現勤上卡拉ＯＫ的人占百分之七十四點九，顯示卡拉ＯＫ的愛好者已超過槌球，成為高齡者的代名詞。

至於喜愛的音樂，不分男女都是演歌以百分之七三點四壓倒性居多。其他方面在男性是詩吟、軍歌。女性有民謠、童謠等。而喜歡的歌手全是演歌歌手，依序是①北島三郎、②美空雲雀、③五木弘、④坂本冬美、⑤石川沼白河。

針對像高齡者所作的意識調查顯示的傾向，該協會有如下的評語：

〈人總傾向討厭舊的、古老的事物、執著新的流行。另外，也有自我意識和好勝心強的因素，不願在大庭廣眾前唱老歌，常向新歌挑戰。〉

據說，正因如此每次卡拉ＯＫ大會都出現**只要唱新歌**的現象，所以掛貝也說卡拉ＯＫ是值得向高齡者推薦的健康法。

「意思就是要儘量大聲歌唱，不但絕不會使人生黯淡，相反的，歌唱還會使人年輕。再加上學會新的歌曲有利於預防痴呆症，對健康有益。還有，容易建立友誼，實在是有百利而無一害。」

據她指出該店裡，有人在歌唱到興高采烈時，就會扭腰跳起舞來，以**拿著扇子的手勢**和著歌聲，享受「卡拉ＯＫ之舞」的樂趣。

「唱歌應該有各種不同享受方式。只有年長的人才能付諸實踐。」

掛貝的話，似乎想說雖然唱的是老歌，但是享樂的方式卻新潮。

現代的卡拉ＯＫ把「酒和工作」排除在外

的確，社會上還存在著「討厭卡拉ＯＫ」的人倒是事實。

上班族可說是唱卡拉ＯＫ的「主流」，也有人堅持「凡是設有卡拉ＯＫ的店絕對不去」。

類似這種「卡拉ＯＫ過敏症」的原因，在於卡拉ＯＫ的「出身背景」所致。

卡拉ＯＫ原來起源於晚上的酒席。幾個意氣相投的朋友同事、或顧客的應酬接待，三杯黃湯下肚酒酣方熱，就有人提議「高歌一曲」。也有演歌就是「宴歌」的說法，表示跟酒席的關係特別深。

為了排除日常生活的抑鬱，或者是改善當場的氣氛，卡拉ＯＫ是酒席中最好烘托的道具。在那個含意上，也可以說是日本的宴會文化孕育出卡拉ＯＫ。

話雖如此，卻不一定是每個人都愛唱歌或很會唱歌。如果唱得不好、其中也有作壁上觀，根本不登場唱歌的。也有很多人被勉強硬塞支麥克風到手裡而暗恨的心。

再說，那些意欲安慰在商場競爭時受傷的企業戰士心靈，或是鼓舞激勵的歌曲，仍是以演歌為中心，而客觀地說看到爸爸型的演歌方式，恐怕有很多人會覺得那是不入流的享受吧！

還有應該也有很多女職員被上司帶到酒廊等地方應酬時，看到那種喝酒唱歌的姿勢而憎惡卡拉OK。

然而世事難料，現在卡拉OK熱潮卻受到「**不喝酒只唱歌的人們**」大力支持。他們就是高中生，主婦及高齡者。

可見從前「酒（＝工作）＋卡拉OK」的公式，已經一下子被抽走「酒」和「工作」的項目，使卡拉OK「一枝獨秀」了。

那是說一向屬於夜晚休閒的卡拉OK，擴大範圍改成白天的娛樂，在這種發展趨勢下，仍有人斬釘截鐵的說絕對不要叫他唱卡拉OK。還有許多人眼見日本音樂以卡拉OK為中心開展，心裡頗不以為然。

「只是一味自我陶醉的唱歌。這是不健康的。」

「獨占麥克風把不堪入耳的難聽歌聲繼續唱下去，簡直就是一種聲音暴力。」

「那種聲音的回響方式，以及一群人關在密室裡吵吵鬧鬧。一想到那種差勁的德性真是全身起雞皮疙瘩。」

諸如此類的批評的確有道理。那些不顧四周池魚之殃，仍然引吭高歌的人，不只限於卡拉ＯＫ，就是在別的場所被罵一句「不懂分寸」也在所難免。

的確，這些地方應該要充分注意禮貌，可是我也想請求世上那些討厭卡拉ＯＫ的人，多多瞭解一下。

假如從現在起社會上消失了卡拉ＯＫ會怎樣呢？

例如，下班回家的路上淒淒涼涼地喝悶酒的上班族，或是把自己一個人關在房間裡，根本不和家裡其他人講話的老人，生活情景真是不堪想像。

難道你不覺得卡拉ＯＫ的有無，個中差異簡直有雲壤之別嗎？

不必說什麼，「歡唱」可說是不分國界。話雖如此，卡拉ＯＫ之所以選在日本產生，自有其道理。

當然，若是將進酒杯莫停又唱歌到深夜的「卡拉ＯＫ不健康法」就不值一提，但是只要善用卡拉ＯＫ，還是有增進健康的效果。

為卡拉ＯＫ「開眼」的馬德里之夜

無論如何提到卡拉ＯＫ一定要指出能夠「紓解壓力」這點，像我就有難忘的回憶。

那是當巴塞隆納舉辦奧運，我到西班牙旅行採訪的時候所發生的事。

在為期一個月左右的旅行即將結束時，有位於馬德里經營旅行代理店的Ｔ曾為我餞行，邀我當晚去唱卡拉ＯＫ。我才知道原來現在全世界上，「**只要有日本人的地方就有卡拉ＯＫ**」，當然西班牙也不例外。

T這個人畢業後立刻到馬德大學留學，從此定居西班牙達四分之一世紀以上，在西班牙的日人社會裡他也算是成功者之一。

跟許多遠離祖國生活的日本人一樣，T對日本文化的懷念非常強烈，而且是超級卡拉OK狂。據說他自己的家裡就裝設雷射影碟的卡拉OK機器設備，一有空就從中取樂。

於是當天晚上十點就約在希臘菜的餐廳見面，吃過海鮮後，到一家由日本女性所經營的俱樂部去。一行人中有現寄宿在T的家中在馬德里大學留學的U，還有我熟識的朋友共四人。

西班牙人的生活方式完全屬於夜貓子型，公司下班後要拖到八點才吃晚餐，接著到華燈初上的街上去跳狄斯可，充分娛樂到深夜二時、三點才會回家。

儘管這樣玩，早晨起床的時間也跟別人一樣，當然會睡眠不足，必須靠中午小憩（午睡）來充電。

我們到達俱樂部時是深夜快要零時之前，一直唱到黎明前四點多才結束。然後屈指一數，居然唱了**二十八首歌曲**之多。

首先我要聲明一點，我絕不是卡拉ＯＫ狂。所以，我能唱的範圍實在不大。那天晚上我從懷念老歌唱到流行歌曲，連井上陽水的演歌『少年時代』，凡是會唱的都傾囊而出了，但是對我而言——二十八首歌曲真是「空前絕後」的經驗了。

我記得很清楚，回到我投宿的熟人家裡時，喉嚨乾渴到極點。當時已是東方發白五點左右，往床上一躺立刻就呼呼大睡。

眼睛張開的時候已經是日上三竿。於是我就起床準備梳洗。結果發現自己居然心情非常愉悅，身心十分**舒暢痛快**。長期旅行採訪的疲憊也煙消雲散。我不禁喃喃自語：

「原來如此，難怪世界上因此流行卡拉ＯＫ。」

我能深深瞭解卡拉ＯＫ有利於紓解壓力。因為歌唱結束時心情真是舒暢痛快到極點。至於在出聲唱歌這方面，不管你是和一群人合唱，或是泡在澡盆裡淺吟低唱都同樣的道理。

無論如何，當你一路唱來不久便陶醉於歌唱的快樂舒暢心態中，能夠忘記當天不快之事——毫無疑問，這就是卡拉ＯＫ的最大魅力！

原來我直到年過四十歲才對卡拉ＯＫ的效用「開眼」。

壓力與卡拉ＯＫ的相關關係

「最近囤積壓力，身體狀況不太好。」

「今晚大家跑一趟卡拉ＯＫ，散散心吧！」

這是平常我們不經意的對話。從這樣的應對裡不難看出，凡是有什麼不如意的地方就諉過於壓力的藉口，這就算名正言順了。

自明治時代以來，日本傳來歐美眾多的外來語，但是其中瞬間徹底普遍的辭句，恐怕就是「壓力(Stress)」了。

反過來說，這也是日本處於高壓力社會的證明。

本來，壓力出自物理學專用詞「歪斜」的意思。

那是指外部刺激所引起的「歪斜」及對刺激的「應力」。我們把外部的刺激「Stresser」，而 Stresser 所引起心身的變化稱之為「Stress」了。

因此，「壓力」這個名詞本身其實毫無好壞的意義可言。

例如，曾經創導壓力學說的加拿大生理學者漢斯塞利耶(Hans Serie 一九〇七—八二年)，就主張人類應該過著有適度壓力的生活。

詳情容次章再敘述，不過可以先闡明為何卡拉ＯＫ可以紓解壓力。

一個人一旦承受壓力，腦部的毛細血管收縮就為之痙攣。因其毛細血管收縮變細，使本來暢流血液的流程受到妨礙，所以無法將應該供給腦部的氧氣和營養充分送達。

於是腦部便呈現缺氧的狀態，因為腦部占人體消耗氧氣量達百分之二十—三十，可謂「大食客」，所以缺氧狀態茲事體大。腦部難免因而疲憊不堪。

如果長時間為壓力而苦惱，心就會呈現雲霧籠罩的狀態。

而唱卡拉ＯＫ時要張開嘴巴舒舒服服的大聲歌唱，會使呼吸活潑化，把氧氣大量引進體內，結果便解消腦內的氧氣不足，**頭上的雲霧也一掃而空**。

再說，塞利耶第一次發表壓力學說時為一九三六年。

至於壓力這句話在日本盛行一時，可能要到一九七三年石油危機以後。

當然在那之前應該也有壓力存在，不過時值高度成長期，人們連壓力也轉變為能量，不斷精益求精突飛猛進。

因為當時強調一分耕耘一分收穫的觀念，所以人們為了實現豐裕生活的理想，只有更加快腳步努力工作。

但是曾幾何時好景不再，高度經濟因石油危機喊停，時代搖身一變完全不同。

大量生產、大量消費的時代結束，社會配合消費者多樣化的價值觀向多品種少量生產、高科技化、資訊化的趨勢進展。到了肯工作也不一定得到回報的時代，結果一家之主**父親的價值一落千丈**。

每月薪資改為直接匯入銀行帳戶，結果家裡財政大權便由父親手上交到母親手上。於是父親的權威就此應聲失墜了。母親們會大肆勉勵子女們把父親當作壞榜樣，追求要進好學校，更好的公司為目標而開始對子女呵護備至。

失去向心力的家庭開始走向崩壞，留下落伍的父親被淘汰出局。

尤其是對於一向中規中矩、默默努力的一型而言，這世界居然變得實在難以生存下去。這樣的情勢，遂使無法技巧對應環境變化的中高齡年層之人，首當其衝陷入鬱症狀態。

社會的變化和家庭的崩壞衍生各種扭曲——這正是壓力最佳寫照。於是身心醫學應運而生。

令人感到有趣的是卡拉ｏｋ的發明正是這段時期。

雖然卡拉ＯＫ的發祥地到底在哪裡仍未確定，不過大致上都認為是從一九七二年神戶的小吃店發端，這幾乎已成定論。

據說起初在神戶由一家公司只把音樂錄進磁帶中，造成只放出音樂的機器，以利對應吉他演唱者罹患感冒不能演奏的需求，卡拉ＯＫ這才應運而生。

也就是說，在日本這個高壓力社會的土壤中，卡拉ＯＫ於是「茁壯成長」。

不論如何，卡拉ＯＫ的效用只是紓解壓力嗎？——讓我們先聽聽專家的意見。

卡拉ＯＫ是可以邊做邊享受的「呼吸法」

任職橫濱勞保醫院心療內科主任，終日忙碌的山本晴義先生，他站在心療醫學的專科立場，把卡拉ＯＫ引進幫助患者的健康法中。他說：

「提到在心療內科上卡拉ＯＫ的優點，首先，唱歌的過程會成為訓練自然放鬆身心緊張的呼吸法。另外透過自我表現而發散感情。」

所謂心療醫學本來是以壓力引起身體各種疾病為治療對象，後來眼見藥物療法無法涵蓋整個病例，只好推薦患者改採用包括運動或音樂，甚至郊遊等在日常生活各種輕鬆能做的壓力紓解法。「其中之一就是唱卡拉ＯＫ，但也並非只鎖定卡拉ＯＫ而已。」

他所列舉出第一個奉勸患者唱卡拉ＯＫ的理由，就是呼吸法，最富有心療內科醫生的口味。

紓解壓力所引起的身心緊張就是鬆懈(Relaxation)，但在各式各樣的技術手法中，「呼吸法」占有重要的地位。

本來，壓力和呼吸就有密切的關係。

我們呼吸的情形，是只要能穩住心就會大口大口的吸進再把煩悶吐出，在悲傷或有心事時就不知不覺轉為淺促呼吸，這就是俗語說「要以肩膀呼吸的悲情」。

那就是說，吸氣時跟**緊張**（交感神經）有關，反過來吐氣時，又跟**鬆弛**（副交感神經）有關。

所以呼吸法最主要的目的，是透過大口吸進及吐出氣息，緩和的穩住心。

日常性進行的方法是深呼吸，幾乎每個人都有過這種被告以「做一次深呼吸看看，就不會那麼怯場」，以應付考試或在別人面前講話的局面。

通常，每個成人的呼吸，每一分鐘間約十五～二十次，想不到坐禪中的和尚，每一分鐘間的呼吸才二～四次。可見他穩住心的功夫多麼得宜。

「唱卡拉OK要達到像座禪僧一樣的呼吸次數可能太難，但只要進入歌唱的情況就可能達到每分鐘十次的呼吸次數。意思就是說，卡拉ok的享受會帶給你有利的自然呼吸法的訓練。」

的確，在卡拉OK歌唱時，大口大口承先啟後吸入的氣，必須邊唱邊緩緩吐出才行。

「比如說『函館之女』這首歌中，歌詞遇到『謠言　來到　函館……』這段時，必須整段都慢慢呼氣。唱完整段歌詞剛好十二～十三秒，等於要求歌者每分鐘五次左右的呼吸為基礎。」

當然，我們也沒必要下意識把呼吸法一一引進歌曲裡而唱。只是為了健康著想，還是力氣凝聚丹田從腹部出聲唱歌為要吧！

所以最好是能夠餘音繞樑三日不絕於耳的歌唱方式——等於是大口吸氣，一直到完全吐完所吸入的氣為主。只要心情好而歌唱，被壓力壓得萎縮的心也會獲得解放、暢快。

「由丹田之力出聲，等於是不斷呼吸運動，會使平時幾乎不用的腹肌收縮，肺的換氣效率高，氧氣便不斷引進全身。這會預防由內臟疲勞引起的肩部酸痛，有利**全身的健康法**。」

不論是演歌、流行歌、古典歌都好，曲目跟健康沒有任何關係，但出乎意料之外，山本先生竟是演歌迷。他在「包括自己喜愛在內」的曲子中，推薦表列名單有利於呼吸法的訓練。

「每首歌曲的韻律都緩慢到相當程度，而且能充分抒發情感歌唱的曲子。要充滿感情而唱，單靠嘴巴是包辦不了的。自然需要丹田用力。」

「津輕海峽冬景色」（石川早百合）／「函館之女」（北島三郎）／「熱情」（小林旭）／「不想知道」（菅原洋一）／「星影華爾滋」（千昌夫）／「悲酒」（美空雲雀）／「擁抱」（箱崎晉一郎）／「星宿」（谷村新司）／「搖船歌」（八代亞紀）／「我行我素」（法蘭克辛納屈）／「命中註定你屬於我」（保羅安卡）。

「拜卡拉ＯＫ之賜獲得健康」

「拜卡拉ＯＫ之賜獲得健康。」

兵庫縣津名町（淡路島）的業餘演歌歌手，大植三千代在公演時常向聽眾提出客觀的本身經驗談。

曾經榮獲平成元年的全國卡拉ＯＫ大賽冠軍，屬實力派的大植，從小身體就不好。上了巴士不到五分鐘就暈車。

「我本來胃腸就很弱。有一次甚至惡化到胃潰瘍，要切除部分的地步。自從到卡拉ＯＫ教室正式學唱歌二～三年之後，很快就恢復精神。尤其最近，一直公演到高知，坐四個小時長途車程卻一無所覺。使我的母親嚇一跳呢！」

原本**食量極小**，想不到在一次應邀訪問中國的旅行時，飯店所供應的山珍海味居然吃得一乾二淨。

原先不會唱歌的大植之所以開始唱卡拉ＯＫ，主要原因是三十歲過半時不幸丈夫逝世。

「朋友們都勸我要活下去就該一直前進不可回頭，因此建議不妨試試唱卡拉ＯＫ。」

她初入門是進當地川島博文先生主辦的卡拉ＯＫ教室。時間是一九八二年的秋天。剛開始還一手牽著尚年幼的長男來上學。

至於大植所師事的川島先生，又是個有獨特經歷的人。

他本來是每日新聞的記者，後來搖身一變為津名町議會議員，前後蟬連三期達十二年之久，至今仍兼任當地商業團體要職，可是他從記者時代就對舞台演出及寫劇本，和作詞活動有興趣，幾乎喧賓奪主成了正業。

他跟卡拉ＯＫ的機緣，是在町議時代擔任同好會的會長之後。目前，他也擔任卡拉ＯＫ西日本聯合會長、淡路歌謠協會長。他回憶說：

「當時一晚要教五十人，一天要教一百二十人左右。還跑到四國教歌。教出的學生可能多達一萬五千人。其中也有成為**職業歌星的人**。」

川島的指導方法先從聽取入門人的「志願」開始。那就是先確認對方所要求的水準是純屬消遣娛樂，還是志在奪取卡拉ＯＫ大會的獎賞，先確認這點之後再教學生。

對於標榜高水準的人，除了教歌之外，還徹底指導其腹式呼吸。

「像如何吸氣吐氣，只能自己體會別無他途。」川島這麼說。例如大植也實際接受過那樣的指導。

「當時她貫徹學習基礎二年。跟她同期學習的人有一百人，其中以她最熱心。在教室的實力排行在二十名左右，不料只有她成為能公開獻唱的人。」

大植所付出的努力並沒有白費，在入門二年後就得到淡路島卡拉ＯＫ大會優勝，四年後得關西大會優勝，到了第六年就獲得**全國大會的優勝**。像前面所提過的，在一九九二年應邀到中國公開巡迴演出。

在中國公演時唱到川島做詞的『水仙坡』這首歌，大受歡迎。水仙原是中國傳到日本的花。

「淡路島以水仙群生聞名，但我在作詞時全然不知箇中緣由。後來，在中國廣受歡迎，甚至對岸都有人說『請教我唱卡拉ＯＫ』這種話，所以也曾指導過幾個人。託卡拉ＯＫ之福交上很多中國朋友，至今以寫信或電話聯絡。」

無論如何，為健康著想之下什麼都可以不要，但是一定不可缺少腹式呼吸，如果覺得腹式呼吸很困難的人有個簡單可行的方法幫助你。

那就是躺下來形成大字形，吸氣時好像肚子要脹隆起，再慢慢地吐出。要點就是吐氣要緩慢。一面要凹下腹部，一面要把肺中的空氣全部吐出，氣息就自然而然引進。

這麼說的原因，是筆者實際體驗，我本身也是年過四十歲才開始呼吸法，結果體況良好。**腹式呼吸之所以有利健康**，主要是可以提高肺的「換氣作用」所致。

在吸氣的時候，腹部往前推出橫隔膜下降。橫隔膜一下降、肺部就相對擴大，靠著這點引進大量的空氣（氧氣）。結果更多的氧氣被送進血液，全身就煥然一新。

而且，效果不只如此。在肚臍裡側有東洋醫學所稱的「丹田」的太陽神經叢（內臟神經節）之處。

此處神經節幾乎被說成「小腦」那樣直接和腦連結，所以鍛鍊此處等於鍛鍊腦部（尤其大腦邊緣糸）。

如今，朋友們都對大植說「你變年輕了」，筆者要求她給一般卡拉OK愛好者一點建議，她說：「業餘歌者最多是靠喉嚨唱歌，改為凝聚丹田腹部出聲唱歌，就可以繼續唱好幾個小時而樂此不疲。」

自我淨化作用效應——發散感情

前面提過的山本晴義先生（橫濱勞保醫院心療內科主任）列舉出卡拉OK的效用，有「呼吸法」與「感情發散的自我表態」。

卡拉OK也能自我表態？也許有人會問表態的方式是什麼？我覺得在日常生活中，自己想說的話，想做的事能夠百分之百達成的可能絕無僅有。再說，如果有人能達到那樣的境界，應該就不會感到有壓力才對。

可是，我們每天的日子都是欲言又止、作為保守的時候多，不是嗎？正因如此，難怪會囤積壓力。

要把平常存在自己內心深處所累積的心事利用卡拉OK加以解放——這就是「**以卡拉OK自我表現**」。

那是說，寄託某首歌表現心理訊息。

「本來歌曲中的歌詞就非常重要，但是卡拉OK隨時把你代入歌詞的主人翁，也能極自然追蹤體驗作者的思維。只要**充滿感情**的歌唱，在情緒性示範含意上，對心的健康有利。」

也就是說得到**精神宣洩作用**（自我淨化作用），這也是音樂所擁有的大效用之一。因為歌曲能將滿懷心思完全唱出，唱歌最重要的意義就是這樣言盡為快。

例如，眾所公認，上班族最愛唱的歌『星宿』。

很多人都說唱了這首歌之後，「不知道為什麼心情就開朗，也有自我肯定感」。在這首名曲中最值得矚目的是「然則我心燃燒……」的「然則」。

說來矛盾，事實上上班族雖然天天被工作逼得進退維谷，很想明天起要過著不一樣的生活方式。可是，明日復明日無可改變的事實，也算他們的悲情。

儘管懂得那樣的侷限，仍不願意草草結束「然則」拼一次吧！非拼不可！這點建立起大家心心相印的共鳴。

也就是說，各位上班族唱首『星宿』的歌，鼓勵自己「然則，非奮發振作不可」！

如此，把自己心裡的訊息寄託在歌詞表現，很符合日本人的國民性。

因為日本人**拙於「自我表現」**，幾乎已成定論。究其原因，就是日本屬於「單一民族國家所致」──。

至於多人種混合國家以美國人為代表，包括「話沒講出來誰會知道呢？」、「有話好說」等以將心比心的想法才是溝通原則。對照出的是屬單一民族國家的日本人，是「**如果不是心心相印就是講也白講**」、「話不投機半句多」。

可見日本人的想法，都是以保守不出風頭視為美德。因此在溝通的局面上，也崇尚「體會」、「觀察」、「以心傳心」等語言動作以外的心理表情。

但是，日本人真的沒有自我表現的欲求嗎？才不是那麼一回事。他們毫無疑問也存在著自我表現潛在的欲求。只是苦無表現的方式。不過湊巧出現卡拉OK罷了。

結果上班族趨之若鶩，這也極為理所當然。

可見日本人正是利用卡拉OK，把藏在心底深處的主張或願望解放出來，轉換成另一種自我表現。

本來歌的語源，甚至也有來自「訴求」的說法。像對別人有某種訴求，就成為歌的開始。可見歌不管在任何時代，就是一種訊息。

歌唱屬於全身運動

「歌唱屬於全身運動。因為把聲音送出會使呼吸器官系統的肌肉發達，又增加肺活量，又因為脊椎伸直背肌、腹部用力改善胃腸作用良好。同時，也使內臟血行良好，有利新陳代謝。所以卡拉ＯＫ是**保持健康和還老返童之最**。」

這段話是松永康路醫師站在醫學的立場談到卡拉ＯＫ效用所說的，他同時也是全國大眾音樂家協會的會長。

該協會由卡拉ＯＫ迷及業餘作曲、作詞家所組織，松永會長從學生時代就躋身音樂活動之列，成為作曲家的資歷約四十年。

聽到松永會長的「**歌唱屬於全身運動**」這樣的說法，我長年的疑問又冰釋其一。

凡是看過新浪潮音樂或搖滾音樂（歌手）演奏會應該知道，在人山人海的會場裡，觀眾（大部分是年輕人）全部都從座位上起立，興奮地搖晃著手發出鬨然巨大的歡呼聲。

根據民俗學者的研究，所謂祭祀就是「大眾興奮」。它是藉助「祭祀」這種非日常性的場合（隆重）進行投身於「群體興奮」，昇華日常生活所鬱積的心事（氣）。當我置身於武道館召開的搖滾演奏會，心想這才是現代的「祭典空間」呀！

尚且未提到祭壇上的歌手唱得滿身大汗。

本來我不懂為什麼要揮汗唱歌呢？的確，這樣既唱又跳，運動量確實相當大，可是真的跟運動相比，卻又好像微不足道。

但是，既然歌唱屬於全身運動，那麼，他們全身使勁的唱歌，滿身大汗也是理所當然。聽過松永會長如下說明，我才徹底瞭解。

「所謂發聲，也就是說發出聲音意外地要使用很多器官。時而大口吸氣，時而吐出，當然主要的肺是不必說，連橫隔膜也被迫從事強烈的運動。嘴巴張大，會刺激使用從口腔到下巴的肌肉。再說使腹部作規律性的用力、鬆弛也成了標準腹式呼吸。」

卡拉OK的效用有「四個H」，解釋如下：

①健康(Health)：大聲的唱出歌來紓解壓力有利健康。

②頭腦(Head)：記憶歌詞，有利防止痴呆症。

③心情(Heart)：必須理解歌詞而歌唱，能琢磨情感。

④朋友(Human)：加強人與人之間交流。

「唱歌這種事，都是喜歡的人才唱。不喜歡的人就不唱。既然是做自己喜歡的事，任誰都是心情愉快的。」

那就是說，儘情歌唱而得爽快感跟運動的感覺是一樣的。

仔細一想，音樂就是「眼睛看不見的舞蹈」。也就是說，耳朵聽到有節奏的音樂，我們就會不知不覺的跟著拍子手舞足蹈起來。

縱然沒有伴隨表面上的運動，還是刺激了潛在性的運動機能。

「提到歌唱是全身運動這種說法也許過於嚴肅，其實那是基本原則，我們不需要斤斤計較到底獲得什麼運動效果。有個鐵則就是歌唱時須愉快放鬆的唱，**唱得不好也沒關係**，務必參加卡拉ＯＫ大會。久而久之，你在大庭廣眾之前大唱特唱也不會怯場，還可以交到朋友。真是優點多多。」

由於松永會長常常擔任卡拉ＯＫ大會的評審委員，基於這樣立場上，他的感想是六十歲以上的「高齡部」與賽者，不論是服裝或動作都今非昔比，**非常華美**。

「一旦站上舞台，每個人都一改以往的穿著刻意打扮。女性就濃粧豔抹，男性則定製新西裝，甚至穿上禮服前來。所投入的資金、心血不在少數。單是這樣的心情不是就又重返年輕時代嗎？」

所以松永會長提倡，想返老還童及長命百歲「各位中高年層朋友，還是人手一支麥克風！」

健康法就是非快樂不可

當然不能說，享受卡拉ＯＫ之樂就等於是維持健康。可是如前所述截至目前為止，卡拉ＯＫ對維持身心健康的效用的確很多。

我們現在這個社會流行空前健康熱潮，各種的健康法紛紛上市。根據筆者對目前的風潮觀察所得，覺得坊間那種「為了健康好像連命都可以不要」的作法真是因噎廢食。

例如，在慢跑或高爾夫球賽中猝死。這種情形特別是在工作正起勁的中高齡盛年期最常見，但無論如何慢跑或打高爾夫球都是他們認為對健康有益才從事的，因此，這箇中的悲情才格外令人慨嘆。

試想：這些人每天從早到晚被沈重的工作壓得喘不過氣來，不要說運動，恐怕連閒暇的時間都很難撥得出來，而且這種生活不知道要持續渡過多少年，一聽到別人說「要做適度的運動」，結果就突然著手去做有氧舞蹈、游泳、打網球等端視各人作風而定的運動，這種進行的方式難免招致猝死的危險。

一個人在顯然準備不足的情況下，貿然蹦蹦跳跳、或奔跑，姑且不論可能猝死，至少受傷是難免。這根本就不是運動與否的問題了。

當然，唱卡拉ＯＫ也是一樣。

唱卡拉ＯＫ**千萬不要走火入魔**。如果選在不斷喝酒、煙霧瀰漫的小房間裡大吼大叫的唱歌，那麼喉嚨不長出瘜肉才怪。

反正，凡事以「愉快唱歌」為要。把唱歌的場合限在幾個要好的朋友、心情愉快的唱歌，那麼卡拉ＯＫ才有利於身心健康。

我要反覆強調，在「**愉快中享受**」這點很重要。

在大家的想法中有個盲點，誤以為「沒生病就是健康」。

所以莫不咬牙切齒地告誡自己不可以生病，以為可常保健康。這種人說他注意健康又不像，總覺得可能是太固執於狹義的健康了。

如此一來，健康簡直變得像**一種強迫的觀念**，很像有段時期，高中女生流行的「早上洗髮熱潮」沒兩樣了。

又例如那些一天要換內衣褲好多次、淋浴好多次，幾乎到到怪異性保持清潔的地步，感覺上好像是有潔癖。

但是，古人也留下這句話：

「身體健康固然人之所欲，但過於拘泥健康也不好。」

因此，真正的健康，應該是指以輕鬆愉快的心情，去享受日常生活的狀態。在此定義上，一邊享樂一邊維持健康的卡拉ＯＫ，正是合理的健康法。

卡拉ＯＫ還有一項受到專家全面肯定的功能，就是有利於腦部活性化，也就是「健腦法」。所以，只要你不討厭唱歌，就可利用卡拉

OK來預防癡呆症。

對於自己喜歡的活動，能夠想做多久就做多久的人，壓力應該大多會自然解消了。

筆者之所以能夠這麼斷言，完全是由於腦部的「習性」所致。

原來我們的腦部對於痛苦、壓力最感棘手，如果持續這種惡劣的狀態，頭部就會呈現雲霧朦朧的現象，幹勁和耐性全都因而消失。

為了避免陷入那樣的僵局，只要腦部經常呈現**快樂的狀態**就可以了。也許各位讀者會覺得有疑問，什麼是腦部快樂的狀態？但也不必把它想得太難。

只要你的心情愉快，腦部的狀況就一帆風順。

對腦部最不好的，是思維拘泥、煩腦、迷失等。

不論如何，腦部呈現精神飽滿的狀態，對一個人的重要何等重要，這點卻意外地被人忽略。

人類這種生命體，從**頭頂**直到**腳尖**為止，莫不唯腦部所下指令是從。從精神活動到身體細微的動作，以至於內臟活動、血液循環及各種分泌活動，無一不受腦部狀態的影響。於是，只要腦部沒有順利發揮它的功能，健康能力就會衰退，進而體弱多病。

正因如此，一個人在身心俱疲時，即使是令你輕哼一首歌，只怕都沒有心情。

但是說也奇怪，凡是遇到那樣的低潮期，只要稍微乾脆一點唱唱看，結果不管是**身體或精神都輕盈如鴻毛**，延續到剛才為止的疲勞都煙消霧散。

至於包括歌曲在內的音樂，其所擁有的人性治癒力將在次章再加詳述。從前有句俗話說：「福臨笑之門」，但是在痴呆症已成一大社會問題的今天，不如將它改為「**福**（健康）臨歌之門」或是「進歌門逃出痴呆症」應該更恰當吧！

第二章
以「音藥」治癒心傷

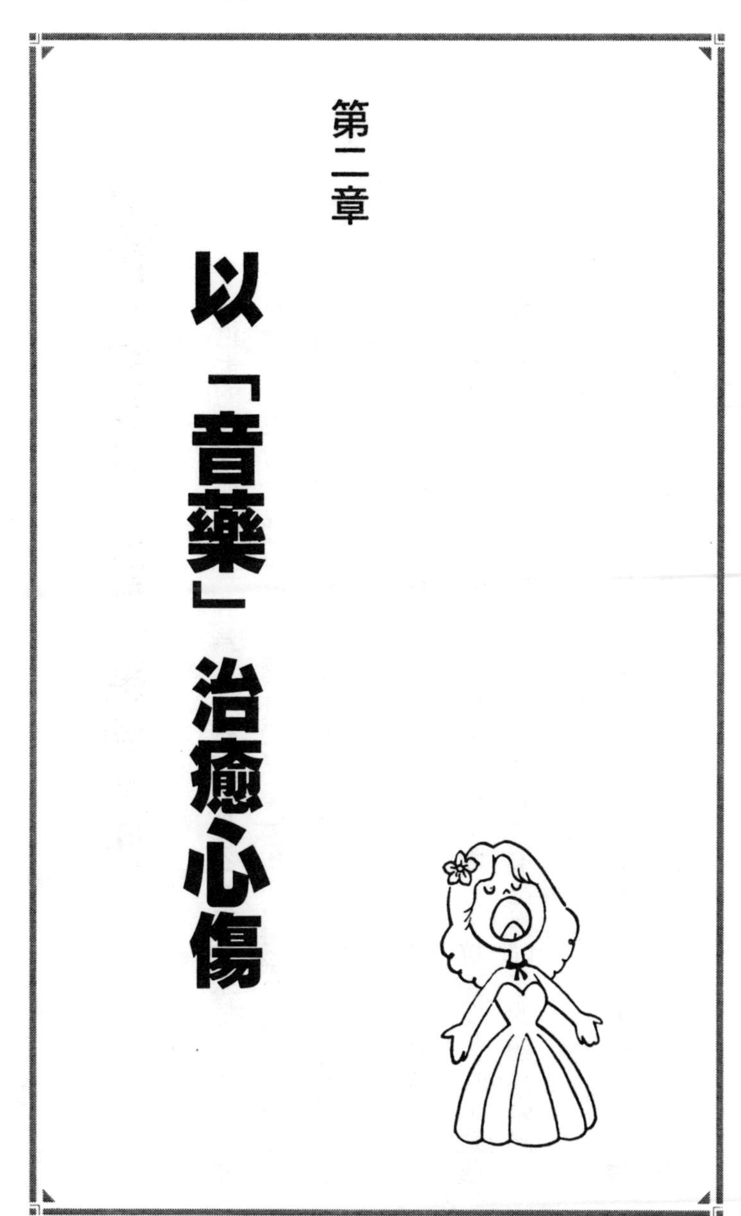

沒有一個音樂家會罹患痴呆症

世上的職業如果能一分為二，有一種是容易得痴呆症、另一種是不易得痴呆症的。我們很少聽過音樂家(musiciam)得**痴呆症**的例子。

例如說交響樂團的指揮者個個都很長壽，而且照常揮動指揮棒直到快要死亡之前。

像世紀指揮家托斯卡尼尼活到九十歲，華特與貝姆活到八十六歲。貝姆甚至還在去世前一年來日本指揮樂團。卡拉揚雖然比前述幾人稍微年輕些死去，但也活到八十一歲。而跟卡拉揚同年的朝比奈隆，到如今還**精力充沛**，指揮大阪受樂交響樂團。

到了九十歲還灌唱片的鋼琴家盧賓斯場(Rubinstein)，超過八十歲猶衣錦還鄉回俄國公演的霍爾賓(Aus Holbergs)等，凡是被喻為名演奏家的人，個個都是**站在第一線**至死方休。當然，也沒有一個人罹患痴呆症。

不只是古典音樂界有這種現象，像日本前年死亡的歌星藤山一郎，作曲家服部良一這些人也都是終生站在第一線。

其他像雖然不怎麼出名，但被喻為口琴高手的新井克輔，至今年過八十歲仍以精力充沛，持續性的演奏活動，到世界各地巡迴公演。

類似這樣從事音樂活動的人們，既不失去年輕本色，也沒有痴呆症。

原因之一可說是他們擁有「終身第一線」性質的工作。

具有一生能追求的主題之人不易**罹患痴呆症**。這是包含音樂家在內的藝術家或政治家、經營者共同的特徵。

他們最理想預防老化的方式，就是多使用頭腦。

例如說交響樂團的指揮者必須暗記眾多樂曲的樂譜。例如歌劇等樂譜須背記內容達**三小時**之久。

他們按自己的方式把要背的內容整理出來，到了指揮時才能使第一小提琴發長音、中提琴發長音表現自如。

由於這樣反覆不斷將資訊輸入輸出，而且流汗揮動指揮棒，所以腦內循環良好。

又像演奏家或歌手的情況也極為類似，但我覺得包括組音的努力、變音的感性，使用指尖或呼吸器的作業，以韻律感為中心及「**適度的緊張感**」等內容均可達到防止痴呆症的效果。

再者如演奏家或演員、舞蹈家，以及各種教授藝術的老師，都算是受人矚目的公共人物，所以不論是舉手投足或遣詞用語，還有身上穿著打扮，莫不精心設計。結果在自我刺激之下，也很難罹患痴呆症。

著名的潘斐爾得在「腦地圖」中發現，幾乎腦部被所有已察覺出手與口的感覺，或下達運動命令的部分所占。

所以，使用手與口被認為最能刺激腦部。

這也是人類發達歷史的成就。

自從人類開始直立，以二隻腳行走之後，所得到最大優點，就是能夠自由釋放使用雙手運用**工具**。而且手的活動促進言語能力的發達，這才成立、發展出人類的文化。

可見講話對腦部的刺激有相當大的正面效果。

因為，講話等於是取得跟別人的溝通，滿足了屬於人類本能的「食慾」、「性慾」能相提並論「**集團慾**」。

但是不管怎樣，音樂本身具備不可思議的力量。原來音樂擁有令人鬆懈、解除緊張感的力量。

任誰都有這種聽過音樂使疲倦雲消霧散的經驗。既然音樂能夠「**使生體恢復原本應有的狀態**」，所以那些整個人都沈浸在音樂的音樂家，沒有人得痴呆症也是理所當然。

引人矚目的音樂療法

宮澤賢治的童話故事『演奏大提琴的郭賽克(Gossec F)』中，出現靠大提琴的音樂治好野鼠的腹痛或動物疾病的故事。

這故事在音樂療法還沒開始正式研究的六十年前就出現了。賢治因研究『法華經』後獲得獨特宇宙觀的心得，果然是天才的直覺很了不起。

當然，這也是賢治有極深的音樂造詣，平常就能落實音樂不可思議的威力。

我們很早以前就知道播放音樂給動植物聽會有敏感的反應，例如說根據統計，雞寮中播放音樂能使雞蛋產出量**提升一成**，或是乳牛聽了音樂後，牛乳擠出**效果良好**的證明。

不過人類與動植物構造不同，自然不能同日而語，只是在這種邏輯下，相信生命形態會有更純粹的反應才是正確答案。

音樂能治癒日常生活中所產生的身心疲倦，或是鼓舞陷入低潮的情緒，是任誰都曾有過這樣的經驗。

事實上，我本身在寫稿時也經常聽ＣＤ（袖珍磁碟）等可以放鬆自己的音樂。

理由很簡單，便於**集中精神**辦事。我曾問過同事朋友，大半的人莫不如此，當然各人所選音樂種類不同而已。

的確，音樂擁有能直接影響感情或心情作用的要素。

例如瀰漫在我們身邊四周各種背景音樂（ＢＧＭ），都是應用音樂的影響力。雖然現在情況我不太清楚，不過提到柏青哥店的ＢＧＭ幾乎青一色是「**軍艦進行曲**」。

又好像在法國菜餐廳所播放的是優雅的巴洛可音樂，而牙醫診所的診療室大多是寧靜的音樂。

這些背景音樂使用的目的應該是——使治療牙齒的病患緩和牙痛或痛苦、恐懼感，法國菜餐廳則是為使食客能夠以奢侈一點的心情作調味品嚐佳餚美食，另外，柏青哥店是因為進行曲能刺激客人心血沸騰，以廣招徠更多客人。而且如果沒有這些音樂情景，就不能看出它對人類的心理有多麼巨大的影響作用。

還有比BGM更直接性應用音樂威力的實例，那就是「音樂療法」，不只安慰人類心理部分，還要活用到肉體治療。

最近各地都嘗試使患者聽自已喜歡的音樂，或唱起卡拉OK，以便提高治療效果。

另外，在美國發現的「新時代音樂（NAM）」好像也開始慢慢普遍化。

不論如何，當我聽到所謂音樂療法這種事，我首先立刻連想到在電視節目曾看過的**非洲巫術的巫師**。

不知道現在是否還存在這種事，但是據說住在非洲尼羅河上游的部族，有巫師一年巡迴一次替村人治病。

病人們會配合當時巫師所唸咒語及大鼓聲的節奏，開始手舞足蹈，最後終於瘋狂似的滾在地上。歷時二十～三十分，甚至一小時之久，以**精神恍惚**(trance)的狀態跳舞，輾轉滾地後不管是頭痛還是腹痛都能治好——大致上內容如此。

它的原理就是當一個人陷入陶醉狀態而舞蹈，腦內就會分泌屬於「內因性嗎啡」內啡肽(endorph)的結構，發揮了自然治癒力的作用，就這樣治好神經症、自律神經失調症、失眠症等情緒不穩定的疾病。

標榜現代音樂療法的人，基本上動作不離音樂和舞蹈，這點跟非洲巫師其實沒有什麼不同。

因為音樂（藝術）與醫學（科學）本來就是從巫術（宗教產生的

「雙胞胎」，音樂療法不過是「萬流歸宗」。

我最感興趣的是音樂療法受人矚目的時代背景。

例如原本屬於中世紀歐洲盛行的教堂音樂「格里高里(Gregorian chant) 聖歌」在這一、二年內突然掀起熱潮，從這件事看來就極富有象徵性意義。

最安全的精神監控劑

新腦力開發的負責人渡邊茂夫，可說是日本音樂療法的創始人。

他說：

「例如以現代科技昌明的醫學卻根本無法治好壓力性疾病。每家醫院門診部莫不束手無策。那些病患經醫院介紹到我們中心來，這些看了二年三年門診都治不好的病人，僅僅給予三次的處方就全部根治了。」

他們從一九七〇年代左右，開始著手研究音樂的生理效果測定，以及使用解析音樂的物理性構造（1／f搖晃），而且以『**新、音樂健康法**』（誠文堂新光社）為首有許多著作出版。

現代醫生對於現代病之王「壓力症」，並沒有任何關鍵性醫療方法，這點是提高對音樂療法關心的背景——渡邊先生如是說。

是的，這種沒有明確標的，像有外界侵入體內病原體的疾病，在現代醫學而言沒有關鍵性對策。

也就是和壓力有關連的疾病，是現代人特有的病症，群醫無計可施。渡邊先生說：

「西方醫學在原因不明的病症和治療之間，最容易忽略的就是「心的問題」所產生的可能性最大。像「壓力症」就是典型的例子。「壓力症」是心產生「扭曲」，所以只要把它復原就行了，由於自古以來音樂被認為最適合這方面的用途，才加以應用也不斷創新。」

所謂「壓力症」是透過精神上的壓力在身體各器官的功能呈現異常的狀態，如果說**大部分的現代人**都懷有某種內部失調狀況過生活，也不為過。

那些因壓力而疲憊、累倒的病患絡繹不絕。又像企業戰士的「**過勞死**」，也是由於過度疲勞累積壓力，引起心肌梗塞、急性心官能不全、腦中風等併發症而死的病例。

該中心同時具備最新音樂療法機器設備「人體聲波」，針對凡是有病前來求診的「患者」分別進行精神診斷，再輔以適合他們的音樂「處方」。

「像前些日子一位中年男性的病例，病況嚴重到有劇烈的頭暈目眩與心臟跳動過快的現象，處於需要妻子在旁扶持前來的狀態，我就處方以此人最喜歡的演歌為中心的音樂。本中心還佐以漢方、氣功治療，想不到他**只靠音樂**這味藥方就治好了。」

這就是在音樂療法上一系列對應的「**同質原理**」成為處方的一大主柱。

意即能夠取得與他當時感情狀態或心的節奏相同步調的音樂，是治癒他最有效的藥方。

假如為了硬要提高此人陷入低潮的心情，而播放狄斯可音樂或熱鬧的搖滾音樂給他聽，將導致使他心情更加低落的結果。

平常我們總有這樣的經驗，聽一些自己想聽的音樂，更有減少不安感和放鬆的效果。

至於病患聽了專家所指定的曲子就能治好病症，說來一定有人覺得十分神秘，簡直像玩「魔法」一樣。……

「音樂有個人喜好，所以要配合那人的環境狀況和心情，『處方』各種適合的音樂。」

在這個世界上，沒有任何一件事比自己的「心」更麻煩的。看似自己能作主，卻不是什麼都能自己作主。因為世事不如意者十之八九。尤其是被說成「一億總人口壓力時代」的現在，說要放鬆談何容易。

音樂能使身心兩面完全鬆懈，在那含意上，「音樂」就是趕走壓力的法寶。

關於實際上的效果有多大，在科學方面探究工作已有進展，根據最近的研究，音樂跟身體的新陳代謝、肌肉活動、呼吸都有關係。據研究音樂能實際左右脈搏、血壓，影響所及能減少疲勞，竟還可分解血液中的膽固醇。

長年歲月埋首於「音樂與健康」研究的渡邊先生，最後結論如下：

「音樂，就是人類生命中最具安全效果性心的監控劑。」

趕走壓力的「音樂」

現在再從大腦生理學觀察，探究音樂為何對紓解壓力有效。

人類的腦在機能上可區分為三大部分。

一是掌司維持基本生命的腦幹，二是感覺情感或本能反應的大腦邊緣系，三是進一步發揮人類特有的情操與知性機能的大腦新皮質。

舉例而言，我們在現代生活裡，常不經心的單方面過度使用頭腦與神經。

當我們的身體要求休息，卻得不到休息。不久就會產生身心分離現象。這意思主要就是身體開始鬧革命。不顧一切的豁出去，什麼都不管。像這樣不平衡，就會產生壓力。

很多人都由經驗中瞭解，壓力積存的結果會連內臟也受到惡劣的影響。人體具有兩大神經系統，一是活動身心，擔任振奮作用的「交感神經」，二是控制交感神經活動，促進消化器官的活動的「副交感神經」。

假如緊張或忙碌不斷，便會使交感神經作用過度，而企圖壓抑的副交感神經活動也相對過度。結果，胃腸也變得工作過度，在連食物都沒有進入的狀態下繼續做消化運動，如此才發生潰瘍的疾病。

交感神經和副交感神經開關轉換就在間腦的丘腦下部進行。所以，丘腦下部可說是自律神經的「監控中心」。

其實自律神經並不是自立意識，實際上受**精神面的影響**非常強烈，因跟人類的意志無關「自律」的活動，才稱之為自律神經。

尤其是與大腦邊緣系有密切的關係。

大腦邊緣系又稱舊皮質、掌司食慾、性慾、集團慾的本能，也是左右身心健康的部分。

這舊皮質若遇到本能欲求不滿足就產生 Frustration（挫折）等不愉快的情感，所以又叫它為「**壓力腦**」。

例如，有人被路上突然衝出的惡犬嚇了一跳。這時驚訝的情緒傳遞給大腦邊緣系，收到大腦邊緣系會命令丘腦下部使交感神經緊張。結果，緊張層層傳遞，最後使交感神經統統緊張。

那是說，雖然自律神經由監控中心管理，但能夠輸入一種動作指令別無他人正是大腦邊緣系。所以，當大腦邊緣系受到強烈壓力引起的混亂，立即波及自律神經影響全體。

至於，當我們聆聽音樂的時候，經由神經途徑傳達到心，那是以丘腦中繼點傳達到大腦。

位於大腦、小腦、腦幹交叉點位置的丘腦，扮演「**資訊的中繼中心**」角色。不但掌司視覺，也是情緒與審美感情的句點。那是說，欣賞音樂不須要腦部的知性、邏輯能力，它直接對我們的感情訴求引起共鳴。

音樂的刺激藉由丘腦向大腦邊緣系起作用，解於受壓抑的本能或情緒。結果，處於大腦邊緣系強烈影響下的自律神經，若有「微妙差錯」也受到修正，還恢復內臟作用。

音樂是由節奏、諧音、韻律的三要素而成，其中發揮最大威力就是**節奏**。因為節奏具有生命活動本身的「反覆運動」。

像心臟的跳動，也是人體細胞互相作用形式，而且造成有節奏的拍打。也就是說，當音樂的節奏跟人類體內的節奏引起共鳴，生命就能昇華了。

例如，我們若感到「舒適」、「祥和」等等「1／f**搖晃**」的感覺，也是存在自然界中節奏的一種，而凡是名曲統統有「1／f搖晃」。

優美的音樂之所以能治癒人類的心，主要就是因為這個搖晃所致，這就是音樂有時被稱為「心的良藥」的原因。

壓力會增加「假性痴呆症」

長期處於壓力之下的人，也不限於企業戰士。

像辦公室的女職員、家庭主婦等無需贅言，其他從小孩到老人，不分任何年齡都承受壓力的重擔。那樣的結果，就是導致我們進入每二人就有一人以某種形式承受壓力的時代。

在現代這種高壓力的社會，引發多人罹患「心病」。

特別是鬱病增加的情況普及到全世界，根據WHO（世界衛生組織）的估計，竟然佔全部人口的百分之三～五，也就是約在二億人左右。其中包含又稱為「壓力症」的「輕微鬱病」急劇增加。

根據日本厚生省的調查，結果發現接受「心病」的診察人數有半數以上，屬於神經症與「**輕微恍惚性病症**」。

遇到肩負以技術革新為首的社會迅速變化，例如，負擔過重的負責額或分期付款、交通麻痺及泡沫經濟的崩潰後，整個平成年不景氣及伴隨而來的事業革新——背負這些壓力的上班族，等於是心靈帶著沈重的行李一樣，結果腦部的機能疲憊，其至於有時會爆炸、中斷。

我有位熟識的朋友告訴我親身的經歷，說他最近時常迷迷糊糊的缺乏集中力，有時會忽然忘記重要的電話，或是重要的文件行蹤不明，再要不就是明明一件芝麻小事也捅出大紕漏，因此才去專科醫師處求診，結果被診斷為「壓力性恍惚症」。

也有的專家將這種疾病命名為「偽痴呆」或「**假性痴呆症**」

雖然「真性痴呆症」如腦血管性痴呆或阿耳茲海默氏型(Alzheimer's cells)痴呆治癒率非常困難，但是罹患「假性痴呆」的情況因屬於壓力病，所以只要從壓力狀態恢復正常，痴呆也就會消失。

「這種被說成是『頭部感冒』的病例很多，既然是感冒一定可以治得好，但也跟感冒沒治好，演變成肺炎的情況一樣，會成為萬病之源是相同的道理，將相當棘手難以處理。」（橫濱勞保醫院心療內科主任，山本晴義先生）

「由於嚴重健忘經常因小失大，錯失連連。這到底是怎麼一回事？」據說有大半的人因為這樣的顧慮而向專科醫師求診，結果都屬於這種假性痴呆。

要分辨假性痴呆的不同，這要從雙方都具有「健忘」的內容不同才看得出來。

把自己本身的經驗整個忘得一乾二淨的是真性痴呆，但如果是忘了一部分就停在只是假性痴呆的階段。例如，假性痴呆的情況，有時會記不清早餐吃的菜是甚麼，總有忘記的自覺，如此這般地進行著。

可是，真性痴呆的情況是連吃過早餐這件事自己都忘了，毫無記憶喪失的自覺，就此漸漸進行著。

再說，真性痴呆是由腦部病變所引起，但假性痴呆卻是精神上的病理所引起。

「所謂恍惚的狀態等於是頭部的活力、活性衰退，所以從外表看起來就知道是呆呆的，包括健忘得很厲害、記性不好、跟他講話時心不在焉等……。其實，只要正確治療還是能夠痊癒。」（山本先生）

令人意想不到的是容易引起這種恍惚狀態的人自有其性格特性，包括比別人加倍介意用心，生活得一本正經、工作熱心、沒有休閒娛樂活動、拙於表現感情、明明知道支持不下去了還是硬撐，結果適應過度等等，諸如這些類型。

「那樣的人就是非常固執，常常過於勉強地發奮振作才招致麻煩。萬一叫他繼續加油，可能趕上死路一條，因為受限於那樣個性的人根本無法悠哉從容的過日子。」（山本先生）

所以如果陷入「難道是痴呆？」這種不安的疑慮時，應認清究竟是真性或假性為首要。

即使是假性，若是置之不理就會直達「真性痴呆」，不可不慎！

痴呆症的治療，目前還是靠早期發現、早期治療遏止惡化，以及接受專科醫師面談輔導。當然，平常就有必要努力防止痴呆症。

放鬆心情、恢復「真正的自我」

能恢復真正自我的鬆懈，是治好因壓力而受到傷害的身體和心靈，重獲健康的好方法。因為人類具備支配生命活動的自然治癒力——原狀穩定(homeostasis)，所以當身心遭壓力打擊時，結構上只要好好睡一晚就可以恢復。

問題在於若是經過一晚的睡眠也不能恢復，身心仍承受沈重的壓力尾大不掉時該怎麼辦?對於這樣的情況,我們除了放鬆身心兩面別無他法。

把因壓力而備感疲勞、容易氧氣不足的腦部恢復自然狀態,正是稱之為**鬆懈**的方法。

「現代外來刺激增加過多,而且變化速度過快。普通行事步調根本跟不上,所以現代人心的狀態必須伺機而動,已經失去與休息之間的平衡。如果要問鬆懈的目的究竟何在?那就是取得休息『**恢復真正的自我**』。」

南新宿診療室的丸野廣院長,是一位根據健康醫學立場拓展壓力管理領域的人,他平常除了從事診療的工作,同時也舉辦有關健康教育的研修活動。

他曾在一九九〇年成立日本壓力管理協會,並擔任國際壓力管理協會日本分會代表評議員。在經常應聘至各企業擔任講師時,深覺

「『壓力管理』這句話真是好不容易才成為一般化的觀念。」

但是，更出乎他意料之外的是，他最近居然還參與在學校教育中孩子們的壓力管理該怎麼辦的輔導工作，對於時代快速轉變，實在不勝訝異！

其實壓力這個名詞本身並沒有任何好或壞的含意。所以壓力管理內容主張不要太過於敵視壓力，反而要技巧的加以活用，便於藉以使自己的人生豐饒而活性化。

「看你如何待人處事、如何理解人事世故，以及心裡產生的感情都會有所不同。所以明白自己的位階達到什麼水準的發現很重要。」

的確，世事如鏡，這社會完全看你心態如何，轉眼間會有很大的不同。

丸野院長引伸美國心理學者艾麗絲的話說：「造成壓力不是在我們人生中突然發生的一件事，而是你本身對於待人處事的反應。」他並強調，「也就是說，問題不在事物、而是把事物當成問題。」又說：「關於事物的評價，我們儘量不要維持不行、不行的減分法心理，另外改成可以、可以的加算法心態，這正是壓力管理的重大關鍵。」

如此提倡「**加算法的人生**」。

至於一個人企圖以放鬆的方式恢復「真正的自我」，也就是鬆懈的方法很多，但基本上有三種：①緩和肌肉的緊張、②呼吸去、③瞑想法。附帶介紹丸野院長平常所行的壓力紓解法如下：

一、自由自在我行我素。
二、泡溫熱水澡。
三、漫步而鬆懈身心。
四、把洋蔥種植在播種機裡。
五、珍視方言（不改其東京口音）。
六、**大聲唱歌**。

七、欣賞芳香。

八、遇到真正想吃東西時，吃自己真正想吃的東西。

其中一項「大聲唱歌」據說還要唱標準的爵士樂。

而且他還是年過五十歲之後才拜爵士歌星權威三宅馬沙為師，一週補習一次，後來甚至能夠登上新宿生活館的舞台做表演（二線演員）。

他說：「到了這把老大不小的年紀，竟然發現從前連自己也不知道的真正自我。」

依據「唱歌」原理的精神健康法

「我覺得音樂力量之所以偉大，就在於當一個人面臨強大緊張狀態，例如承受嚴重壓力變得動彈不得時，可以很快地把我們的心靈，瞬間帶往**別有天地的世界**去。」

像聲樂家山崎浩先生就是擁有「雙重面貌」的人。

其中之一是樂曲創作者，作品大多是以舞台劇茶花女為首，綜合邊彈唱邊舞蹈的混合劇的音樂，並且錄製成ＣＤ發表。

另一方面，他又擔任音樂講師，每天輪流前往中部綜合精神保健中心或民間的精神病院、兒童輔導中心、衛生所、障礙中心等處，從事義工的社工人員面貌。

山崎先生形容這樣的活動就是「**外賣音樂**」，會如此稱呼的理由如下：

「我認為屬於音樂療法主要材料的『音樂』不應該只是紙上談兵的學問，而是要『活生生』的存在，所以必須由實際操縱音樂的人帶著活生生的音樂，到各個現場外賣，這是不可或缺的。」

音樂療法分為兩種，一種是以「聽」為中心的被動方法，另一種則是以歌唱或樂器演奏為主的主動方法，山崎先生的情形屬於後者。

他說產生療效的原因固然是如聲樂家發聲歌唱，但更大的理由是**令人矚目的歌詞**所致。

「所謂好歌，除了有能使人置身其中的音樂之外，還要有可以多方親身體驗的感觸。平常欲訴還休的事情，也可以借助歌唱的方式自我表現。凡是心有苦惱的人，不管是什麼，最重要的是要懂得自我表現。」

眾所周知，音樂有**韻律**、**諧音**、**節奏**三項要素，山崎先生又加上第四項要素：**歌詞**。

一般而言，歌詞中的「詞」應以伴隨諧音為前提，是有別於本身就是一個作品的「詩」。

「那是說，音樂可以創造出氣氛，所以我們乾脆而隨心所欲的表現自己的言語，寄託自己的心思於其中。」

音樂對於**心的健康**扮演極重要角色的事實廣為人知，但是，山崎先生針對自己「外賣音樂」的形式，似乎不喜歡被稱為音樂療法。

「音樂這種東西，還是跟每個人的歷史有著深切的關連，所以我認為那些持有『特定的音樂跟化學藥品一樣、不管對誰都會起一定效果』想法的人，這種說法太過樂觀。」

的確，音樂影響心境其實會因在某種場所或某種狀況而異，到底是聆聽現場演奏的音樂、或是ＣＤ播放的音樂？是獨自一人欣賞、或是眾人一起傾聽呢？種種狀況會使效果大不相同。

還有，在國性上歐美與日本的音樂背景大相逕庭，也有不可同日而語的一面。

「因此，針對那種治療病症成為『藥』的『音樂處方』來說，其實仍留有許多研究的空間不是嗎？」

另外，山崎先生的妻子沼田秀美女士也是一位聲樂家，他們倆原是高中時代前後期同學。據說最近夫妻要共同舉辦音樂會而傳為美談。沼田女士也時常應聘擔任年長者歌唱教室的講師。

「我會詳細指導發聲法或呼吸法等，並且勸他們心裡要有歌詞的印象，邊想邊唱才可以，結果從開始前本來僵硬的表情，到了結束時都變得非常豐富，又聽到他們說『很快樂、心情真好』這種感言時，真的使我覺得這份工作很有意義。」

當初只是以「有誰需要自己的音樂我就給他」的心情，開始進行「外賣音樂」的山崎先生，然後有口皆碑廣為流傳，接下來就有一連串的舞台工作找他做，所以每天過著忙碌的生活。

「我由衷的盼望，音樂能成為自我表現的手段，也成為製造氣氛的材料，可以鬆懈身心的素材、紓解壓力的方法，好好的和音樂搭配，使大家都能過著豐富健康的生活。」

山崎先生說這話時，妻子沼田女士在一旁也大力點頭表示贊同。

歌唱能大力刺激腦部

「最後結束時，全體合唱『青色山脈』這首歌，當場氣氛就昇華到極點。」常去年長者歌唱教室擔任講師的沼田秀美女士說著。

我想任誰都會有這種一聽到懷念老歌，往事情景立刻浮現眼前的經驗。「歌曲會勾起回憶。」（作曲家、遠藤實）

話說「有什麼樣的社會，就會出現什麼樣的歌」，可見歌曲跟時代關係相當密切，對個人來說也會和人生歷鍊重疊。尤其是盛載最快樂回憶的**青春時代的歌曲**（包括音樂），絕對會使一個人生氣蓬勃的感情油然而生。

根據前面所介紹的財團法人日本慈善協會（理事長為高木金次）的「高齡者卡拉ＯＫ趣向與喜愛歌曲調查」。結果發現針對「軍歌或二次大戰時的國民歌謠」中回答「喜歡」的人高達百分之八十點五。不論男性、女性都不例外。

也許有人會想，這種軍歌或國民歌謠不是會帶來有關戰爭或戰時生活沈悶痛苦心情的回憶嗎？可是對於從當年烽火歲月活過來的人而言，他們的回憶唯有這種「歌」而已。

因為人類的記憶會儘量沖走不快討厭的事，再把好的、快樂的事，寶貝似的珍藏在記憶的相簿中，所以軍歌或國民歌謠才會成為「儘一切力量活下去的青春歲月」最有力的佐證。

這首「青色山脈」，就是從昭和初期戰亂頻仍的時代解放出來後，要以戰後新生的心情度過重建家園生活的歌曲。也正是現在年長者珍視青春時代回憶的名曲。

如今回想，怪不得ＮＨＫ在幾年前曾播映「日本名歌一百首」中，『青色山脈』高居榜首。

無論如何，音樂療法要利用的一點，正是音樂喚起記憶的力量。因為青春時代的記憶被喚醒，感情就生氣蓬勃。隨之而來的是腦部功能活性化。

這就是音樂效用中被舉出稱為「淨化作用」的效果。最初提倡這種看法的是古代希臘哲學家亞里斯多德。「Catharsis」大多都翻譯成「淨化」，意味著「**排泄**」。也就是把人體中多餘的東西排除在外。

如果把「淨化作用」認定是做完運動後流了滿身大汗，心情煥然一新覺得爽快，你就更容易瞭解。

我們要把憤怒、煩惱、悲傷以及糾葛等心中鬱積的迷思排出體外獲得健康。被要求擔任這份任務的是演劇或音樂、舞蹈等。

例如，當你觀賞悲劇或喜劇時，就能把自己心中鬱積的情感寄託於表演的劇情中，隨著情節哭泣或歡笑、感動或憤怒，把自己心裡的鬱悶一起發洩出來。

還有像現在觀看球賽，可說是最普遍的活動。

若是看到職棒大賽中自己支持的球隊在九局下半擊出再見全壘打反敗為勝時，全場球迷莫不歡聲雷動狂喜亂舞，然後以**煥然一新的心情**踏上歸途，這也是淨化作用的一種。

歌唱最大的優點就是「借助歌曲形式自我表現」。人類的表現意願大致可分為「吐瀉意願」、「達成意願」、「評價意願」三種。

所謂「**吐瀉意願**」，就是把胸中鬱積下來的塊壘，在油然湧上時一吐為快。而「**達成意願**」名符其實是達成目標的企圖心，至於「**評價意願**」則是斟酌自己在他人心目中所形成的印象，而想儘量給人較好的印象。

「達成意願」與「評價意願」之間的差異，就有如百米賽跑要在十秒內跑完的是達成意願，而評估意願是儘管十秒內斷然不能跑完全程，但仍能得到別人喝采說聲「好帥！」或是「跑得好！」這種話，一個是完成心中所想，一個是心中想留下完美的印象給別人，就是最大的不同。

說起來似乎有些唐突，其實唱卡拉ＯＫ就可以一次滿足這三個願望。

「能夠在大庭廣眾前儘情表現自己，把思維寄託在歌裡。一邊還想「算來我還不錯嘛……」滿足於**自我陶醉感**，明知道台下的鼓掌聲是奉承客套，結果還是得到心靈淨化作用，當然人人趨之若鶩。」

使腦部活性化的「快感神經」

據說正在慢跑中的人會呈現一種稱之為(Runner's High)的狀態。

這是因為腦中不斷分泌一種β・內啡肽（內因性嗎啡）的化學物

質，所以本來跑步是件辛苦的事，竟能引來難以形容的好心情。

只要這種β・內啡肽向主腦內稱為丘腦下部的部份繼續分泌，就會擁有飽滿精神。在丘腦下部，有性中樞、食慾中樞、自律神經等，可以說這個部份基本上支撐著一個人的精神狀態。

而且β・內啡肽的分泌，還會遮斷腦內痛覺傳達神經，促進「快樂荷爾蒙」多巴胺(dopumine)的分泌。

那是說，結果會消滅痛苦，帶來**舒服爽快的感覺**。

同樣的例子，據說在生產時如果由丈夫握住產婦的手，那麼生產時的陣痛就會減輕，這也是因為所愛的丈夫帶來的安心感、信賴感，引起腦內分泌巴多胺和β・內啡肽，結果發揮了抑制不安，同時抑制疼痛，甚至可能消失的作用。

當腦內普遍分泌巴多胺時，我們就會感覺「心情真好」，這種「心情真好」的喜悅舒暢感覺，正是能使人類腦部活性化，富有創造性的原動力。

提到心情良好、或是舒暢快感，也許有人會連想到性愛方面的事。可是，這裡所說的快感並不是只限於身體某部份感覺那麼狹窄的意味，而是有某種成就感，認為「這才是我自己」、「這樣才證明我的存在」，如此這般感到全身性、精神性的「快感」。也可以真正感受到「**心的狂喜**(ecstasy)」。

根據有名的「馬斯洛(Mazrou)欲求五階段說」，一個人的欲求隨著生活豐饒化，富裕化會層次性昇華，依序是：衣食住的生存欲求↓安全(安定)欲求↓連帶欲求↓自尊欲求↓自我實現欲求。

那麼，為什麼馬斯洛要把「自我實現欲求」放在各欲求階段最高層呢？可能是「**自我實現**」的欲求得到滿足，正是全體人類存在性「快感」所致。

至於，巴多胺的分泌主要是來自掠過腦部的「**A10神經**」。

「A10神經」又叫「快感神經」，在本世紀半時就已解明它跟人類的精神活動有密切關係。

這個神經從腦幹出發，延伸到慾望的中樞：丘腦下部、及蘊釀情緒的大腦邊緣系神經，再進入統括知性的前頭葉與側頭葉。一直到創造人類精神的前頭連合野才結束。

那是說，「A10神經」掠過整個腦部，一旦衝刺起來，腦部就威力全開。

比如說，只要有興趣的科目努力用功很快就記在腦海裡，或是只要心情愉快不管做什麼事都一帆風順。這是「A10神經」會刺激稱作「海馬」的記憶，產生快感才能集中心志所致。

更重要的一點，巴多胺會在「A10神經」尖端部份的前頭連合野分泌過剩，據說這就是人類創造性的由來。

這正意味著人類在無窮限追求快感的欲求衝刺之下，建立文明、創造文化，架構出今日的繁榮美景。

此外，一些所謂藝術家不惜生命做賭注從事創作，可能就是巴多胺引起的一種中毒症狀所致。

在本章開頭所陳述「**音樂家沒有罹患痴呆症**」的最大理由也在此。

分子生理學家大木幸介說：「這種Ａ10神經活性化的效果，比任何一種頭腦鍛鍊法更大。」

可見我們到卡拉ＯＫ快樂的唱歌，會刺激腦中的「Ａ10神經」而分泌巴多胺成分。

卡拉ＯＫ訓練全腦

我們已知人類的大腦，區分為左右腦。

也熟知這左右二腦，除分擔左右刺激運動之外，又營運幾乎是個別人格那樣獨立的機能。

按大略區分方式，左腦處理言語記號，右腦則負責映象及繪畫的資訊。

簡而言之，就是左腦為「言語腦」，右腦為「映象腦」。

我們平常生活都以左腦為中心，包括工作、課業、讀書等各個以使邏輯和語言作業。

頭部疲勞的情形，就是酷使左腦的結果。站在身心健康的觀點，偏重左腦的腦部使用方法其實並不好。據說只使用腦部特定部份，長年累月容易罹患痴呆症。

那麼，面對這種情況，我們應該如何處理，不必說，當然是在平常就**使用整個腦部**。可見平衡良好的使用右腦與左腦跟預防痴呆症息息相關。

為使左腦真正得到休息，就有必要刺激右腦。而音樂就是刺激右腦最佳法門。因為右腦別名「**音樂腦**」。

不過，這裡所說的音樂指的是**古典音樂**。而幾乎等於是卡拉OK主角的演歌，我們卻是以左腦傾聽。

這樣說起來，演歌是否就不具有紓解壓力的能力囉！這也未必竟然。

的確，針對演歌的情況，在「傾聽時」使用左腦，不過，正如前面所說過的**唱歌的行為屬於全身運動**。

因為身體的運動一切由腦部調整，所以只要做了全身運動，自然能使腦部神經活性化。

可見，當唱歌時，腦部也忙得不可開交。

據說跟創造性有強烈關係的右腦，特別會在步行的**運動中被活性化**。像日本詩人芭蕉及西行行腳走遍全國就留下難以計數的名句、名歌。

因為人類本來就是靠雙腳步行，尋找食物連帶使大腦發達，所以使身體時時處於活動狀態中，腦部血流量相對增多當然機能也升高。

重要的是並非所有的左腦都數位化。關於這點，也燃起右腦的研究熱潮，大腦生理學者品川嘉也的著作『頭腦的未來』（雷鳴社）上有記載。

「的確，左腦是語言中樞，掌司記號與邏輯，但不是左腦一律數位化。因為左腦大部分模擬化時，只有在極小部分有言語中樞（數位腦）而已。具有語言中樞的結果是使人覺得左腦『聲音比較大』較占優勢。」

在前面章節所提那樣，唱歌時一旦進入狀況就會刺激快感神經，分泌巴多胺，使整個腦部生氣蓬勃活性化。

前面介紹過南新宿診所的丸野廣院長就沈迷於爵士樂的天地中，

但是爵士樂不同於古典音樂，它是一種容許稱為「fake」（改變裝飾音符而演奏）的即興演奏音樂，據說可以設想配合當時自己的感情作表現。

所以丸野院長奉勸大家唱卡拉ＯＫ時，也不必按照定型的曲調演唱，應引進**即興式**演唱方式，才能創造刺激性。

「在歌曲中經過自我表現才得到心的健康。你可以配合當時自己的感情調整節奏時快時慢，也可以改變當時的韻律。在那含意上，配合卡拉ＯＫ機器而得到多少分數的評價不太理想。」

唱演歌時，以語言追逐人生故事情節，的確富有左腦意味。

可是一面唱歌一面聯想歌詞裡映象浮在眼前，再加上一些舉止姿勢，演歌也可以成為「**全腦訓練**」。

第三章

以卡拉ＯＫ摘除「痴呆症萌芽」

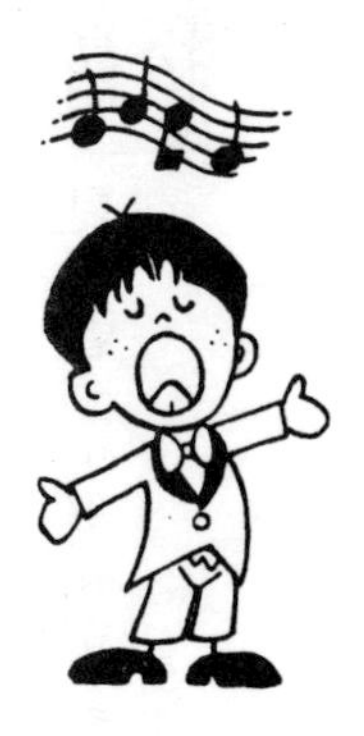

人類先從血管開始老化

只要是人往往不肯承認自己身上出現的老化現象。

不如說，大家都自以為青春永駐。當然維續年輕的心情十分重要。像「由氣生病」那樣說明了隨著心情狀況的不同、人的作風也改變所致。

可是，縱然還自以為年輕，可是身體機能也因年紀增長而衰退。腦部也不例外。不對，應該說腦部會開始更顯著出現老化現象。

「最近健忘情況嚴重，常為芝麻小事犯錯。」

「剛見過的人一下子就記不起來了。」

年過三十歲的人，任誰或多或少都有這種體驗。可是，真正深切感到腦部老化，也就是「腦力降低」，還是年齡過了四十歲、五十歲。

因為包括成為社會一份子所揹負的責任沈重所衍伸出的壓力及肉體老化等，所有的後遺症都在這個階段一下子表面化所致。

眾所週知，腦細胞只要年過廿歲，每天各死數萬個。

而且，跟其他細胞最大的不同點，是腦細胞絕不再生，只會一直不斷的減少。

關於思考某些心事、或是需要記憶某種事情，這些一律在位於大腦新皮質中的神經細胞中進行，然而腦細胞卻是生而平等，任何人自呱呱墜地開始，腦部都統統備齊約**一百四十億個神經細胞**邁向人生旅途。按照年齡比率計算……等於在迎接五十歲生日時，腦細胞早已死去十億個。

可是人類使用腦細胞時卻不是一個一個的用，而是錯綜複雜交織而成的使用。因神經細胞有五十條之多的神經纖維和樹狀突起，它們互相聚成通訊網路。

當我們心裡思考某件事、或是要儲存某種記憶時，各種訊號會通過這樣形成的神經網路。當形容一個人頭腦清晰時，簡單地說，就是指這種信號的流程暢通。

據說這種神經細胞網路的數目不下五百兆個，真是個天文數字。所以縱使每天各死十萬個神經細胞，也可以**毫不為意**。

與其自欺欺人說青春永駐，不如說只要老而彌堅不斷學習，給與**外在刺激資訊**，神經細胞就會繼續增加它的網路。

由此可見，人的頭腦是不同於機械使用過多會疲勞、消耗，而是愈用愈靈光。

因此，不管年紀多大，還要繼續保持旺盛好奇心，向未知數挑戰，常保赤子之心——如此一來，才能在年老之後締造不會痴呆症的大腦。

更值得我們加以注意的是「**血管的老化**」。

不僅是腦部有需要，人體內所有的內臟器官一律靠血液供給氧氣和營養發揮功能，可是，血管卻會隨著年紀增長，產生生銹、或者受傷情形，使功能降低。

如此一來，氧氣與營養難免缺乏，當然全身各個內臟器官的作用也會降低，成為招致**成人病的原因**。

所以才說「人類會隨著血管老化」這句話。

換了在腦部的情況，這點尤其顯著。因為，腦部即使在睡眠或休息中，仍然消耗整個身體全部能量的百分之二十～三十，是個標準的「大食客」。

你可以說腦部的老化和痴呆症狀，是因腦細胞的血行障礙，繼而營養障礙所引起。

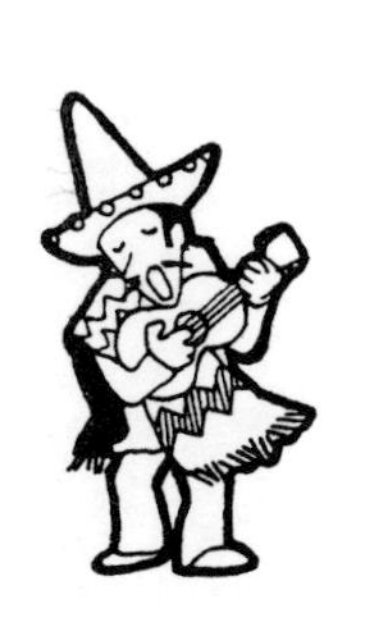

老化就是「血液循環」不良

腦部有無數從粗到細的血管掠過，血液正常流過血管才使神經細胞發揮功能，而執行腦部活動。

可是隨著年紀增長，腦部血管會生銹。就是所謂的動脈硬化。一旦血管窄化、阻塞，使血液無法充分遍布每個角落，那麼血液無法流經的部分，其神經細胞會遭到破壞。這就是腦梗塞，超過一定年歲以上腦的各部份開始會形成梗塞。

儘管如此，這些小梗塞數目雖多，但以毫米為單位其實極端微小，又是以非常緩慢速度形成，表面上幾乎沒有什麼影響，所以自己不感到害怕。

但是，一旦這微小梗塞涉及記憶層部分，造成記憶力降低的現象。

尤其是形成於稱為「海馬」掌司新記憶部位時，就要特別注意了。因為它直接和「痴呆」相通。

可見腦部老化等於是血管的老化，經由血管生銹而引起的動脈硬化，使**血液循環**不良。頭腦作用遲鈍化俗稱「血液循環不良」，可見它說得一點也不錯。

所以，腦部的活性化，端看如何改善「血液循環」。把它分成硬體、軟體，做如下說明：

①硬體＝常保血管年輕化。

②軟體＝多多使用大腦。

的確，血管老化是任誰也免不了的現象，但總有可能把老化縮小到最低限度。

假如傷害到腦部的血管會招致**極大的痛苦**，罹患腦動脈硬化的原因有鹽分、壓力、吸煙、膽固醇等，另外，高血壓和糖尿病也不例外。

這一切都肇因於長年累月的傷害血管所致。

但也因為每個人所選擇的生活方式不同，所以出現了個人差異。有的人年紀已經是六十歲了，但他的血管才四十歲左右，相反地也有才四十歲左右的人，血管卻已呈現六十歲的狀況了。

因此可以說，充分留意飲食生活，避免積存壓力，或者厲行戒煙等改善**日常生活水準**，那麼血管老化的程度就會大大的不同。

以下是有關使用頭腦有趣的個案報告。

據說操作能夠將腦部活動狀況顯示在畫面上的ＰＥＴ掃瞄器，去探看心念集中力高的人——例如靠坐禪就可進入無我境界的**苦行僧**腦部，就可以明顯看出前頭葉活潑起作用的情況。也就是說血液流程若全部集中於前頭葉，就會使這部分的功能活性化。

在禪學中所說「無我」，並不是放棄思考裝迷糊，而是靠集中力排除雜念，把思考和精神集中於一點所獲得的境界，由此可以證明**越**

是經常使用頭腦，腦內的血流就越增加。

不使用頭腦，等於腦部組織不太使用能量，所以流過腦部血管的血液量減少。假如長期都這樣過於減少血液量，就像是水不能暢流的自來水管阻塞，不久血管也會阻塞。

一旦等到血管完全阻塞才開始驚惶失措也於事無補。因為就算找到蓄積的原因，想徹底排除也很困難，所以關鍵就是趁早使它消失製造阻塞的原因。在那含意上，我們就有必要重估三十歲層、四十歲層的「生活方式」。

痴呆的真相就是「腦部廢用性萎縮」

大部分的人對於「年老後會痴呆」的事實並沒有十分認真的去思考。但是，即使腦部老化也不是立即走上痴呆之路。所謂的痴呆症大部分是病理學的原因引起。

具有代表性的毛病就是腦血管病症的阿耳茲海默氏病。腦血管性痴呆是腦血管障礙起因所產生的症狀。它以腦中風為中心，在老年性痴呆症較常見，然而如今連年輕的年齡層也出現了。

阿耳茲海默氏型痴呆症，是一九〇七年阿耳茲海默博士所發現的。這種病症直到目前為止仍原因不明，因此無法確立真正的治療方法。現在只研究到病因是扮演神經和神經細胞間刺激傳遞的神經傳達物質的代謝有障礙。

據說日本人罹患痴呆症的患者約有百分之六十屬於腦血管性，阿耳茲海默氏型約占百分之三十，歐美的比例剛好相反。由於腦血管性痴呆包括高血壓等原因非常顯著，所以預防的策略比較容易。

如果在病理學上要找出罹患痴呆症以外的原因，可能就是腦部的「廢用性萎縮」。

人類如果不使用身體，不論是腦部或肌肉，就會在短時間內衰退各項功能。不少人都有著相同的經驗，每天持續的慢跑只要暫停一個月，大腿股和腿肚的肌肉就會消落。

萬一老人退出社會上衝鋒陷陣的第一線，回家受子女的照顧，痴呆就開始了。所以治療老人痴呆的專家們共同指出的一點就是：

「以前如果只會埋首於工作，對於其他休閒娛樂、趣味活動等不感興趣，沒有生活喜悅、以及生存樂趣的人，最容易得痴呆症。」

在這種觀點的含意上，難怪愈是那些「公司減掉自己後等於零」的**公司奴隸和上班族**愈會痴呆得厲害。

同樣的例子是**學校的教師**也會得痴呆症。例如埼玉縣的老人痴呆症專門設備處，其入居者約有二成是擔任教職。

當然，他們的退休金和公家的保障十分可觀，他們可以輕易進入設備處。但是在眾多的職業中佔約二成的比例，這個數字仍是非同小可。類似的道理，可推論到擔任公務員之類工作的人，也很容易得痴呆症。

類似的道理，可推論到擔任公務員之類工作的人也很容易得痴呆症。現在假定外表單調規律的工作內容最優先，平常嚴以律己要為人表率，長年歲月非常規行矩步的生活著。早已習慣這種職業的人，有朝一日突然要他迎接退休之日。

對他來說就是天天星期日，結果就每天無所事事、迷迷糊糊的過日子，呈現著「**坐在痴呆座上**」的狀態，使用頭腦的機會愈來愈少。

確實如此，職業也有區分為容易痴呆和不容易痴呆。

有趣的是同樣是教師中數學教師卻不會痴呆。可能這是因為要計算因數組合、排列順序，結果能創造新的生活意境。

以左腦和右腦而言，**數學屬於右腦**的世界。根據最近的研究，結果發現左腦隨著年紀長大而衰弱，但是右腦卻與年齡沒有關係，可以繼續發揮威力。

左腦是「工作腦」，右腦則是被說成「遊戲腦」、「趣味腦」，它直接跟人類的慾望連結在一起。

的確，右腦所掌司的音樂、繪畫、加上圍棋、象棋等遊戲，若是正沉迷其中時，就算有人說「夠了、夠了、不玩了」，你也會想「**再玩一下、再玩一下**」。

再說工作有「有退休年限的工作」和「沒有退休年限的工作」二種。前者的代表有上班族、公務員，後者包括作家、音樂家、畫家，或是政治家、企業負責人（尤其是創辦人）。

這樣比較之下究竟那方面容易痴呆，真是昭然若揭，再清楚不過了。

所以一個人擁有終身站在第一線的想法很重要，萬一無法做到，也應該偶爾離開工作，從事與工作無關的趣味活動為要。

越孤獨的人越容易痴呆

無論如何，痴呆最大的誘因就是「**孤獨**」。

前面提過痴呆的真面目是腦部「廢用性萎縮」，但越是孤獨無友的人，其腦部刺激越少，越容易引起廢用性萎縮。

可是這點並不意味著一個人生活所以才孤獨，三代同堂五口之家共同生活就不孤獨。縱使一個人生活只要積極參與社會、廣結朋友，生活得快快樂樂，何孤獨之有？

反過來說，在戶籍上是同一家庭的五個人共同生活，可是在家中沒有地位，也不跟人交往，成天迷迷糊糊生活的老人，孤獨感只怕會更大了。

話雖如此，一般來說**一個人生活**的確是導致癡呆最可怕的大敵。

實際上，一個人生活的老人，成為痴呆要素俯拾即是。

因為人只要一處於孤獨，不安的心理就澎湃而來。而不安跟缺乏自信、被害妄想等環環相扣，結果就會因心理恐懼而早早緊閉門戶不出、或是早早就寢，反正生活本身就充滿消極性。

能夠忙於趣味休閒、或是努力參與義工活動，過著活力充沛的生活當然最好，可是需要付出的代價一定不小。可見失去切磋琢磨較量的心、或是向什麼標的挑戰意欲的**逃避性傾向強烈的人**，就易得痴呆症。

專家列舉出關於容易得「痴呆症的人」其特徵是——頑固、任性、急躁、無趣味休閒嗜好、不肯笑，以及沒有朋友。

如果你的鄰居是這樣的人，的確，沒有人會願意跟他做任何交流，那個人就會變得更孤獨。

常聽說要避免痴呆就要保持休閒**嗜好**。它的意義是有休閒活動就有使用頭腦的機會，所以休閒嗜好首要的附加價值就是預防痴呆症。

比如說，有休閒嗜好的人與群眾交往的機會增加。外出的機會也多。既然外出與人會面的機會增加，就會在服裝穿著及打扮上多用心，話題也豐富。無論如何都能夠轉換心情，實在好處很多。

那是說，這個防止痴呆症的良性循環因此產生。

至於不理會正當休閒嗜好對腦部刺激有好處，只把自己關在房裡沈溺於「**秘密式的娛樂**」，這樣的方式還是不健全的。因為訓練是以增進健康為目的，所以非健康不可。

腦部訓練需要的是一方面多接觸稱之為人際關係的「空氣」，另一方面要多使用頭腦。

像有園藝嗜好的人互相交換盆栽作品和心得，毫無保留的彼此提出意見品評。

即使，所提出意見內容微不足道，至少在跟人會話時，會使腦部活性化，因為腦部其實提供相當寬的空間語言能力。

因此，**聊天**等於是廣泛地使腦部起作用而預防痴呆。

「人類最大的慾望就是聚群慾。」

這是著名的腦生理學家時實利彥博士的話。

他的意思是聚群慾是「要和夥伴在一起的本能」，甚至是和食慾與性慾一樣是強烈的本能。只要跟別人交流往來，就能體會人世間最快樂的事。而且，這還不限於人類，**連動物也一樣**。

在那含意上，痴呆症也可以說是一種「**寂寞病**」。

他被社會和家庭遺忘了，心裡只會想這樣不行而大傷腦筋，不久就連自我也喪失了。反正儘量向外面世界起作用，這是防止痴呆不可或缺最好的方法。

現在，再次輪到卡拉ＯＫ上場！

前面已經說過音樂對腦部活性化有效。

可是，單就歌唱之樂而言，也許有人認為進入合唱團，或是在浴室裡「獨唱」也是一樣。話雖如此，但是卡拉ＯＫ的特性，可舉出藉由唱歌**容易交上朋友**這點。

當然合唱也是健康的交友之道。但是，並非每一點都和卡拉ＯＫ交友方式完全相似。在這點上，卡拉ＯＫ就比合唱團進步，比如說兩個完全陌生的人，偶然在店裡隔鄰而坐，因為唱歌可以立刻意氣相投從中取樂。這就是有絕佳的溝通媒介的特性所致。

歌唱聯繫人的情感

也許很多人還記得電影『緬甸的豎琴』最後一場內容是英日兩國的士兵在戰場上合唱「甜密的家庭」——結果戰爭赫然而止。

音樂的魔力就在於聯繫人與人之間情感，不會分斷雙方。是的，任何人在歌唱的時候都會解除心的武裝，呈現安詳平安的容貌。

「卡拉ＯＫ的魅力在於不分男女老幼、不問職業貴賤都可以同樂，透過歌唱去除人際關係的「隔閡」。有時偶然遇到來到同一家店的另一群人，也透過歌聲成為好友。」

這是出版業者鹽澤實信提及卡拉ＯＫ魅力所說的話。

歷經出版社董事主編後自立門戶的鹽澤先生，曾因擔任過唱片大獎評審員的關係，所以對大眾音樂史的造詣極深，還出過一本名為『昭和鄉愁流行歌』（第三文明社）的書。

鹽澤先生平時很喜歡照顧人，所以經他引介不幸陷入卡拉ＯＫ世界的**出版同業**很多。像我就是其中之一，因為工作的緣故被帶往卡拉ＯＫ店去，初次領略卡拉ＯＫ樂趣。

當時還是稱之為「**卡匣式**」磁帶時代，鹽澤先生以他優美的男低音連續歌唱，當場使氣氛不斷昇華。

「這就跟演講是一樣的道理，只要有人認真聽、歌唱的人也會唱得好。所以，遇到有人唱歌就洗耳恭聽。只要唱出**使彼此心情良好的歌**，就是無上的健康法。」

因為只要一個人心情良好的時候，就分泌出稱為「幸福荷爾蒙」的腦內物質，所以卡拉ＯＫ的正道就是「**高高興興、快快樂樂**」的歌唱。

鹽澤先生對於烹飪也十分拿手，在同事之間很有名。他經常親自下廚款待拜訪事務所的年輕編輯，風評甚佳。尤其是每逢年底的相撲大餐最受歡迎，甚至有人專程為吃這一餐而慕名前來。

作菜的功夫當然是不必說，最讓人欽佩的是他對於用餐後收拾的工作也輕而易舉。

最近他又出了一本新書『力士的肖像』（棒球雜誌出版社）付梓問世，更加擴大「藝術領域」，就這樣他一方面跟拜訪他的編輯洽談公事，另一方面烹調美食款待朋友——也就是說他手口並用全面日以繼夜運轉不停，這對於不使腦部衰退非常有利。

無論如何，現在的流行時尚就是在畢業晚會或迎新會、以及團團圍著級任導師所召開的謝師宴等場合，必定會成為卡拉OK大會。

最主要的理由就是眾人聚集還得**保持熱絡氣氛**最好的媒介，唯有卡拉OK。

假定現在有三十位媽媽的聚會，其中酒量好的約十人，只能喝一口的有十人，剩下的十人一口都不能喝，要求改吃西點喝飲料，試問要如何調節到賓主盡歡。

但是換成卡拉OK就可以大家同樂了。尤其是如果是社區裡的聚會，大可提議說：「尋找一家卡拉OK店，從二點租到五點」，至於餐點可以叫外燴，在一團和氣中把氣氛炒到最高點，所以才被視若珍寶。

卡拉ＯＫ也顯示了有眾多的**日本人是擅長唱歌的好手**。

當然，這也是因為有卡拉ＯＫ這樣的工具助長一臂之力，但不管如何，有這麼龐大的人數唱得這麼好也是驚人的事實。

反過來說，在那之前有這麼多的日本人居然沒有一展歌喉的機會，空有這種才能卻藏而不用。

結果出現卡拉ＯＫ為媒介，台上人人都可以是歌星、台下人人都可以是聽眾，實現了雙方向的溝通。

藉由歌唱而自我表現的快樂，長期以來一直是樂迷夢寐以求的心願，透過卡拉ＯＫ而美夢成真。

因此，卡拉ＯＫ的出現，在人類歷史上最具畫時代貢獻的一點，就是**還給民眾唱歌謠**的權利。這就是「ＫＡＲＡＯＫＥ」不但在日本，甚至全世界都受到歡迎的理由。

不要製造獨居老人

經過一段沈寂之後，卡拉ＯＫ愛好者再度聚集。卡拉ＯＫ同好會在日本如雨後春筍般到處設立。

最初只要以卡拉ＯＫ唱歌就能滿足。但不久後便覺得這樣還不夠。人最自然的欲求就是自己唱歌有人聽，根本不必「人是喜歡受肯定的動物」這句話來證實。

於是，開始尋求意氣相投的朋友。互相歌唱給對方聽。經由這樣意圖進行一種溝通的作為。如此這般等到大家進一步更熟悉時——就組成了一個集團。

透過卡拉ＯＫ所組成的「夥伴組織」，很像是古代逢祭典節令把「歌垣」當成一種男女邂逅、交流場合的意味。

目。

　　尤其是卡拉ＯＫ迷在高齡者之間，急劇增加愛好人士更為廣受矚目。

　　在此之前，家庭用卡拉ＯＫ機器的購買層以高齡層為中心。那是說，這代表了有很多人會先在自己家裡練歌，然後再出來發表成果。事實上，**高齡者的參與**在卡拉ＯＫ同好會中更形耀眼。

　　而舉辦卡拉ＯＫ社區活動的地方佔全體比例超過百分之卅，這數據簡直可以跟圍棋或舞蹈相提並論。

　　財團法人慈善協會理事長高木金次說明卡拉ＯＫ的效用如下：

　　「一位老年人要唱卡拉ＯＫ就會去老人俱樂部，無形中產生了交朋友的效果。如果再拼命默背歌詞更可防止痴呆。再說，一旦參加卡拉ＯＫ大會，個個都變得**時髦亮麗**。就是因為抱有別人在看的意識而刻意注重穿著打扮。再加上有心悸昂揚的緊張感，所以有利於**還老返童**。」

該協會從二十五年前就曾為身體殘障者舉辦文化運動事業、募集資金，及謀求高齡者對策，到了一九八三年開始舉辦「高齡者卡拉ＯＫ比賽」成為高齡者生活對策的一環。

當初風評不佳的卡拉ＯＫ，難免要**遭人白眼**，但如今愛好人士日漸增多，甚至還超過槌球人口，聽說召開次數超過八十一次，與賽者多達六千人。

「這事起因於當時正好聽到醫療機關有唱歌給患者聽的『音樂療法』，心裡就想『就是這個』。因為我覺得技巧活用卡拉ＯＫ就直接連結高齡者的生活意義。」

據說卡拉ＯＫ大會的高齡層賽者，約有一成是八十歲之高的人，真令人難以想像。該協會又為了「健康且生活得有意義的溝通管道」，還向高齡者發行有關卡拉ＯＫ新聞的報紙「**活力**」。

那是彩色凸皮印刷、十六開四頁，兩個月出刊一次。內容介紹卡拉OK之友、趣味活動小組、聲音診斷書或以錄影帶通訊指導等等滿載卡拉OK相關資訊，訴求人們好奇心，因而銷售成長極佳。

「所謂高齡者問題，其實也是醫療問題。如今每個日本人的醫療費平均是十五萬日幣、老人則是六十五萬日幣，萬一入院還會猛然增多到六百萬日幣。所以老人能靠卡拉OK精神飽滿，不必常跑醫院，這時你就不會說區區卡拉OK有什麼用了。」

高木理事長說，為了避免製造獨居老人問題，應多利用卡拉OK。

喪失生活的意義是痴呆的開始

平常就可做的痴呆防止法有三種——①姿勢端正、②昂首闊步、③在意別人視線。

你仔細觀察便可知道沒有一個生病的人姿勢是端正的。這些只要去醫院查看那些入院治療的患者就可以瞭解。而伸直脊椎、昂首闊步的人不常見。大部份都是彎腰駝背步履蹣跚。

像駝背的人難免淺促呼吸。只是，前面已說過，健康的秘訣就是「呼吸」，所以氧氣的吸取是防止痴呆第一步。

聽說走路對人的足部和腰部不易衰退。甚至有學者主張「步行比睡眠時腦細胞動態旺盛百分之十」。

所以走路可以改善血行。全身的血行改善，血液運來的氧氣和營養自然充分供應腦部。萬一缺氧，腦的作用會不斷鈍化，但只要經常供給新鮮的氧氣，它就活動活潑。

在肌肉中有叫做「肌紡錘」，是知覺神經的末端，一旦肌肉緊張，此處受到刺激，刺激傳到腦部會使之活性化。

比什麼事都要好的就是走出室外增廣見聞，經常接受各種新鮮的刺激，暫且不提慢跑，散步就很容易實行，可以多步行。

有關第三點在意別人視線上，有句話說**明星演員不易得痴呆症**。據說主要是因為明星是大眾眼光的焦點，為了不辜負影迷期待的心理，所以要堅持形象努力不懈。

跟明星形象恰好相反的是那種叫做「**歐巴桑**」的中年女性。我們常常會在擠沙丁魚般的電車座席看到這類代表性人物，只要一有「空位」，她立刻就乘隙而入的情景，為什麼她早已不在意眾人的視線，因她早就失去「**風韻**」所致。

所以只要是女性，不管今年幾歲還是要為自己的容貌用心，保護肌膚避免鬆弛，才能遠離「痴呆」這句話。

你只有躲在房裡獨處時才不會在意別人的視線。所以必須跟很多人交流，如此方能刺激腦部到極點。

卡拉ＯＫ在這個含意上，能提供特別好的機會。

根據日本慈善協會理事長高木先生，當時在東京就有四十萬人組成老人俱樂部，其中七成是女性。對一個人來說最大的刺激可說是「**異性」的存在**。身為男子漢，應該多多參加卡拉ＯＫ社團才是。

提到高齡化社會，我們很快聯想到「睡在床上的老人」或是「在家裡得痴呆性的老人」，實際上老年人口大多在身心上都還精神十足。

像來台灣訪問的金銀婆婆就是很好的例子，雖然已超過百歲仍對答如流，甚至還非常有幽默感。

相反的，年紀不是所謂的老人也會得痴呆症。只要看「痴呆專線一一〇」（財團法人、痴呆預防協會）的申訴，據說四人有一人不滿六十五歲，仍處於四十歲、五十歲盛年階段也來接受輔導，才更加醒目。

既然生存於世，我們總想要過著「健康又年輕的日子」。

在這裡所指的年輕，並非單有體力上的年齡，而是「自己本身經常生氣蓬勃、精神飽滿」，為此，要有**生活意義、目標**。

至於生活意義追求方式，每個人會因歷史或價值觀而異。但為了長期維續，必須要有興趣和喜悅的先決條件。

它的內容也許是圍棋或象棋、義工活動等都可以。卡拉OK也不錯……。只要是**有一技之長的人與痴呆無緣**。

以「感動荷爾蒙」造成健康

任何事首先須由衷享受快樂。這就是紓解壓力的重要關鍵。

有人會自我炫耀地說：「為了健康，我天天運動，從不中斷。」這類的人不管寒暑晴雨或是長茅由天而降，都會按照固定路程慢跑、或是默默完成健身房指派給他的課程，可是這種單靠義務感勉力以赴的效果會減半。

卡拉ＯＫ也不例外，所以不論如何跟卡拉ＯＫ的世界格格不入的人，不必勉強自己去唱卡拉ＯＫ。

反正圍棋也好、盆栽也好、或是合唱同好者活動等等什麼都可以。主要就是必須找出值得自己**想做到死去時為止**，由衷投入的事情就可以。無論如何，就是要做使自己心情良好的事是腦部活性化的主要任務。

當一個人的心情處於——享樂、燃燒、熱衷這樣的時候，腦幹會分泌「幸福荷爾蒙」。結果，身體各器官的功能就全面發揮刺激各部位，開始積極性活動。

陶醉在全身都**興高采烈**那樣爽快的情緒中，結果生氣蓬勃，心也有了前瞻性。以英文形容就是 Batter more batter。結果不知不覺連壓力也雲消霧散了。

我們腦部的構造複雜精巧，例如在某種活動帶動之下，其他部份的活動也增多起來。所以我們在交談時，腦部的言語中樞血流自然增加。但同時腦部其他眾多部位血流也增加。

所以，要享受卡拉ＯＫ之樂時，更應該跟同伴溫和的聊天、歌唱歡笑時心情要爽快到極點為止。至於笨手笨腳偏愛唱歌的人又有何不可。所幸，最近卡拉ＯＫ為招攬顧客，有很多使唱歌的人「**心情爽快到極點**」的噱頭。

例如，唱得不好也沒關係，因為機械會全面配合。假如聲調偏低就調節音程，如果是唱歌會慢拍的人，也可把歌曲速度放慢。還有在歌聲有迴響效果的襯托下，能夠使人自比為職業歌星唱得更快樂。

至於舞台燈光或乾冰的煙霧效果演出也不稀奇。還會把唱歌者的身影拍進雷射磁碟的螢光幕上，再以顯示器播映出來，這一切一切都使歌唱者本人恍如置身夢中世界。

現在的情勢就是不需要你辛苦的去配合機械，而是機械會將就你真實的聲音，既然結構如此，正像是灰姑娘故事裡仙女的「魔法幻境」一樣，仙女一揮棒「辛德里拉就置身於公主的世界裡」。

雖然時間短暫，但唱歌的人卻可以沈浸在歌星的意境裡。說得牽強一點，人人都有需要他人肯定的意願。簡單地說，人有**要受他人矚目**的慾望。

但是受人肯定談何容易，必須付出很大的努力。何況一旦擔任主角當然必須有能夠**因應的才能**。所以，在現實生活中很難有機會滿足受人肯定慾望的時候。

想不到卡拉ＯＫ卻不費吹灰之力就解決這個難題。

因為舞台上的歌手，就是受到四週聽眾矚目而得到滿足感，也許只是一種捧場客套的意義比較多，卻也會鼓掌喝采，在那種局面引吭高歌，的確有當上歌星的**快感**。這在其他場合是體會不到的。

「哇！這樣的氣氛好爽！」

「時間就此暫停吧！」

諸如此類的「卡拉OK氣氛」，都是增進健康的絕妙方法。不但可以紓解壓力，也可活用為痴呆對策中的契機。

我們現代人生活在變化快速的社會環境和激烈的生存競爭中，幾乎都快忘記由心底發出笑意的快感。

張大嘴巴舒暢的歌唱，會覺得心情非常好，而那種好心情，會進一步催化分泌「幸福荷爾蒙」——如此良性循環不已，當然能解消生活上一丁點的不如意。

愁眉苦臉、憂心忡忡的人更快得痴呆症

前已述及，壓力會帶給腦細胞非常不良的影響。

會把壓力引進腦部的人，都是很容易罹患所謂身心症的人，有種說法是說，容易得身心症的人也容易得痴呆症。

因為這種人包括比別人加倍擔心害怕、杞人憂天、感情不穩定、容易緊張、嚴肅不苟言笑、工作熱心、缺乏休閒娛樂、感情方面拙於表達，又沒發現自己體況失常——這些易得身心症個性面的特徵被容易痴呆的人照單全收。

因為易承受壓力的負擔型、或積存壓力不能順利**散發**型的人，都會加快腦部老化現象所以要注意。

奉勸這些人務必利用卡拉ＯＫ控制壓力。

再說我們腦部的神經回路網，有肯定性反應回路及否定性反應回路。像前述肯定性回路發生作用時，便大大有利於增進健康。那如果改行否定性回路，結果將會怎樣呢？

一旦**心焦氣急**、**悶悶不樂**，或是製造出「哇、好累、已經沒辦法，不行了！」這種氣氛時，就會分泌腎上腺素或是降腎上腺素的緊張荷爾蒙出來。

所以身體就陷入不必要的緊張中，心態總是開倒車。因為這只會使頭腦和身體不健康而已，所以絕對不可以憂心忡忡、杞人憂天、待人處事持悲觀的想法。

根據調查結果，發現百歲以上的長壽老人有八成屬於外向型性格。由此可見待人處事不杞人憂天，性格開朗才會防止老化。

像**松下幸之助**、**本田宗一郎**等成功的事業家，大多是樂天派。因為他們前瞻性的想法，正面的思考方式才會產生良性結果，萬一不幸失敗，也能很快**東山再起**，振作精神重新挑戰。可是換作憂心忡忡、杞人憂天這種悲觀的想法，它的心構就萎縮，很難再鼓起智慧或勇氣繼續奮鬥。

提到正面思考，我就聯想到「**皆喜禪師**」的話。

皆喜禪師經常笑容可掬臉色良好、不訴苦埋怨、不生氣，簡直就是幸福的寫照，而且每天如此。他的心態如下：

一旦天氣好——感謝上天，今天可以出門托缽化緣。

遇到下雨——感謝上天，今天可穩心坐禪。

遇到有人來訪——謝天謝地有人可以談心。

遇到沒有人來訪——謝天謝地我可以讀書。

溽暑時——該熱時熱，有何不可。

寒冷時——該冷時冷，有何不可。

可見皆喜禪師想告訴我們的，是萬事端看一個人的心態如何而定，這個世界會瞬間完全改變。

心情陰霾容易積存壓力的人，應該改造自己持樂觀的看法。話雖如此，可是人的心卻不是說句：「呃、是嗎？」就可以輕易轉變。那又該怎麼辦呢？

大可參考像坐禪、瑜伽或氣功等東洋傳統的修行法。

那是說藉由身體的平衡，調整內心思維。例如，坐禪有三方面：姿勢端正（調身）、實施腹式呼吸（調息）、集中意識（調心）。所以由禪學所衍伸的茶道、插花、能（日本古樂）、歌舞伎（日本古戲劇）等傳統藝能，也都從「外型」先行著手。

站在身心醫學、健康心理學的觀點看來，實驗證明這些動態的方法更能提高腦內的作用。

說也奇怪，一個人剛開始縱使對唱歌不起勁，一旦開始唱歌，**心情不斷高揚**起來。

一個人就算穿著**理性的西裝**，其實身體還是感情的動物。所以要透過卡拉ＯＫ特有的淨化作用，解脫在日常生活中鬱結的感情。

所以何不活用卡拉ＯＫ，以便進行健康控制，使影響腦的壓力減到最低限度。

以卡拉ＯＫ摘除「痴呆萌芽」

現在已經是人生八十年的時代。可是高齡化社會無可避免也是「痴呆」的時代。

以日本現況而言，政府雖一再大聲疾呼落實痴呆症對策，可是專門醫院或設施不足，而且為了解決如何收容完全痴呆症的老人，又不致連累他人，使其獲得適當照顧的問題，都快忙得陣腳大亂了。

正是考慮到今後**高齡化進展加快**，像現在這樣專在事後苦苦追趕的因應方式，遲早會陷入窮途末路的困境。

因為痴呆是一種病症，所以早期發現、早期治療最理想，又由於政府**行政效率不彰**無法期待，只好每個人先從預防自己痴呆症開始著手，否則別無他法。

試看稻田的秧苗，如果置之不理就會四處雜草叢生，稻子就不能抽穗結實。所以，農夫們莫不辛勤忙於去除雜草的工作。

正如前面所說的，老化並不是和痴呆直接連結，但總是要在老化之前未雨綢繆趁早設想，有努力摘除「痴呆萌芽」的必要。

在具體的作法上，可列舉出：調整生活方式保護腦部去除高血壓、動脈硬化等危險因子，另外就是從事休閒娛樂，每天**多加使用頭腦**。

我個人是主張善用卡拉ＯＫ，這並不是因為我自己很愛唱歌的緣故。

而是唱歌有利於腦部活性化不必多說，也是因為卡拉ＯＫ這種「一起歌唱」的方式，應該屬於能夠扣住日本人**心弦**的文化所致。

日本人本來是愛好歌唱的民族。君不見在宴會上或祭典裡，人人跟著歌者和聲齊唱，滿座盡情打著拍子，現在只不過是把這種手打拍子唱歌改成卡拉ＯＫ而已。

日本人是生性保守的民族，在跟他人溝通時，好像非得需要借助某種「工具」，比如說「**酒**」、或是「**唱歌**」。因為在農業時代，長輩總會教訓晚輩不可強出頭才是美德所致。

因此，既保守又不擅於自我表現的日本人，卡拉ＯＫ當然就成為特別優異的溝通「工具」。

在喝酒時總會看到「來、**先乾一杯**吧！」這種勸酒的姿態，再看在卡拉ＯＫ唱歌時有人會說：「下個就輪到你了，好好的唱吧！」這種勸歌的方式是不是和勸酒如出一轍呢？

如果把卡拉ＯＫ解釋為「現代歌垣」，我們就不難瞭解，為什麼卡拉ＯＫ可以在短期內普及到日本社會。原來卡拉ＯＫ正是催化日本人露出真正自我的「工具」。

就如本文前面所提到的，痴呆的最大誘因就是「孤獨」，而卡拉ＯＫ的特性就是任誰都能輕易地溶入其中，陶醉同樂，成為防止痴呆的特效藥。

雖然日本人的平均勞動時間比起歐美先進國家依然偏長，但在技術革新帶來短時化、省力化的流程中，任人隨意的「**可處分時間**」確實增加不少。

尤其對於高齡者而言，那龐大的「可處分時間」該如何度過，也和生活意義環環相扣成為重大問題。如果都以無所事事的態度混過去，那麼「痴呆」就會以超乎你預想之外的速度拜訪你。

只要技巧活用卡拉OK，毫無疑問會成為摘除「痴呆萌芽」的有力手段。

所以站在預防痴呆症的觀點上，何不向全世界、甚至未來**訴求**日本人所發明獨特的文化。

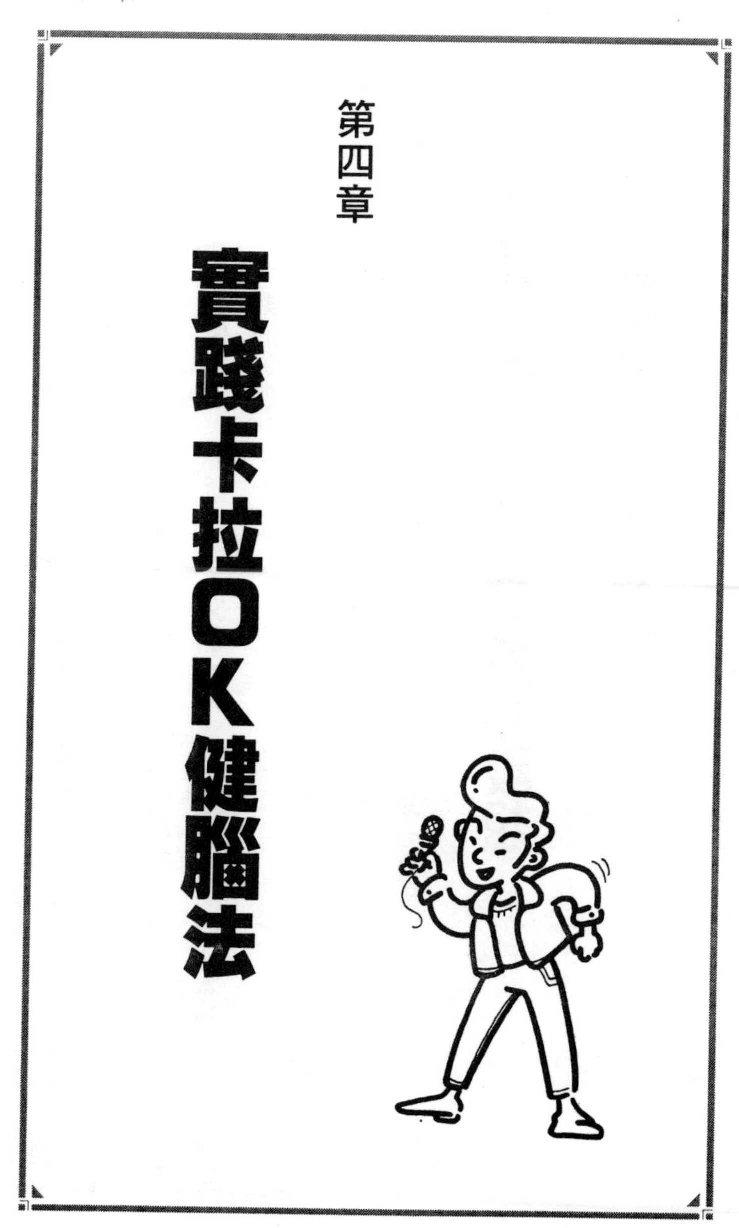

第四章 實踐卡拉OK健腦法

一面享受箇中樂趣，另一面也是維持身心健康的卡拉ＯＫ，真是合理的健康法。

然而，並不是說享受卡拉ＯＫ樂趣就可立即保持健康。任何事都不要做過頭，話說過與不及都在被禁之列。所以最基本的就是「**快快樂樂的唱歌**」。

卡拉ＯＫ健腦法的精髓——正是運用腹式呼吸儘情唱出直到心情爽快，而且找幾個意氣相投的好朋友度過快樂時光。

以下介紹技巧利用卡拉ＯＫ，有益身心健康的設想。

快樂的卡拉ＯＫ應如此設想

●增加「自己會唱的歌」

正因為它是卡拉ＯＫ，也因為我只是業餘歌者，所以更應該欣賞「我自己的歌」。

有時為了博得大家喝采，而唱最流行的歌、或是**受人歡迎的歌**，固然是不錯的餘興節目，但是要注意看場合而定，不管你是唱得很好、或是相反的窘態畢露，當場就會讓大家很掃興。

自古說「文如其人」，這句話也可以用來形容卡拉ＯＫ。與其吃力不討好，不如改唱符合自己個性的歌曲，這樣一來，無論是自己或周圍的人，都能得到高度的滿足，既然有意唱歌就要**快樂的歌唱**，這才是卡拉ＯＫ的鐵則。

儘管如此，歌曲也分「很想唱的歌」及「容易唱的歌」。

一般說來像「知床旅情」、「第三高等學校校歌」的音域狹窄、**節拍緩慢**可算是「容易唱的歌」。

但是，因為在卡拉ＯＫ氣氛最重要，所以不管歌曲是不是「容易唱的歌」，假如歌曲所要表達的意境跟自己本身個性相距太遠，就會連貫不起來而浮在表面。所以一開始還是選擇和本身音域幅度相似的歌手所唱的歌曲比較保險。

至於職業歌手的歌唱姿勢根本沒有模傚的必要，卡拉ＯＫ真正的樂趣不在模傚，而在於以自己本身的心情歌唱。

只是，站在腦部活性化的觀點，麥克風一握就專唱拿手歌曲的作風也是不敢領教。因為只聽到伴奏音樂一出，歌詞自然朗朗上口，那是一種條件反射不大用**頭腦**所致。

雖然沒有必要勉強去唱超過自己音域的歌曲，不過至少要稍微擴大自己歌唱範疇比較理想。遇到相同喜好的同事、朋友或家人，也能欣賞卡拉ＯＫ之樂，不妨聽聽他們的意見。

「你覺得我唱哪位歌手的歌，才像樣一點？」

結果可能意見紛紜。但不管怎樣，一旦你唱出他所建議的歌曲，讓朋友及家人聽。答案可能會是：

「我覺得很像某某歌手呢！」

就這樣集思廣益，才會選出跟自己適合的歌曲相逢的機會。因為很多個案顯示，自己喜歡的歌意外地是在周遭的勸告下，才漸漸喜歡上，而且竟然是最能唱出自己真正風格的歌曲。

如此這般找到屬於「自己的歌」後，就儘量**多多唱歌**。這是一針見血道盡上進之路的走法。

●記熟歌詞

回顧卡拉ＯＫ的歷史，雷射磁碟的登場可說是劃時代的盛事。

這種雷射磁碟靠著鮮明的畫質及優異的音色，很快搖身一變為卡拉ＯＫ店的**主角**。

如今的卡拉ＯＫ若是去除這種映像就根本不成立了。

現在卡拉ＯＫ一般的歌唱方式，是螢光幕上先播出歌曲的歌名及背景，再展開適合歌詞情境的影像於情節中，歌唱者配合歌曲進度轉變顏色的歌詞字幕）Telop 電視用字幕送出裝置）邊看邊唱。

乍看之下，這種「字幕」方式很方便，卻也引發許多問題爭議點。比如說播放「字幕」的速度因各家公司不同而參差不齊，但最大的毛病，還是唱歌的人不記好歌詞全部依賴字幕。

如果按照機械普遍化方式享受卡拉ＯＫ樂趣，應無問題爭論餘地，不過**記熟歌詞而唱**應該更有利於腦部活性化。

站在那些充滿抒情意味的歌曲立場，先記熟歌詞再唱也比較容易表達感情的意境。本來歌曲應該要配合韻律而唱，所以比韻律不必要的快或慢都不行。

在卡拉ＯＫ迷之中也有人被稱為「韻律音痴」，螢光幕上顯然已經進入間奏，卻連第一段歌詞都還沒唱完也是常見的光景。然而唱歌的人，竟出乎意料毫不在意的繼續唱，只是聽的人就苦了！

可是高明的歌星會比韻律快一點點唱出歌來。這就是「搶先機」，以歌曲在前，韻律在後那種感覺唱歌。

因為在卡拉OK唱歌的時候，大多數是看著歌詞才唱得出歌的類型，所以容易成為「吊車尾」。結果就給人一種拼命在後苦苦追趕的感覺。

因為早一瞬間把歌唱出來就有時間的餘裕。結果唱起歌來當然遊刃有餘。當然可在固定的時間內，充分實現歌曲中應該有的抑揚頓挫、高低起伏，這就是所謂的**有聲有色**的唱法。

尤其是唱演歌時「搶先機」尤其重要。因為靠著「搶先機」取得時間上的餘裕，就能從容不迫的唱出裝飾音，表露花腔效果。相反的，「吊車尾」的人想唱裝飾音，恐怕只唱到一半，畫面上的曲子說不定早已結束了。那麼，如何才能「搶先機」唱歌呢？這完全就要靠背熟歌詞的工夫了。

●手握麥克風你就是歌王之王

站在舞台上手握麥克風，你就是主角。

假如這個時候怯場氣餒向周圍求救，每次都辜負聽眾的期待，當然會使局面掃興。最起碼要在表面上保持穩定沈著的態度。結果自然而然心就鎮靜下來。

只要節奏一開始，就該留神傾聽，全心全意**置身其中**，接著心中要描繪去歌曲的映象。

一旦手握麥克風，就千萬不可無故怯場。也絕對不必找藉口遮羞。因為缺乏自信的態度，不會留給聽眾良好的印象。也有的人可能要隱藏缺乏自信的心態，所以就半是開玩笑、半是忸怩作態到唱歌之前。這樣的人可說是還沒唱歌就先輸了一半。

因為雖然只是唱卡拉ＯＫ，仍是一座表演的舞台，所以在登場，謝幕還是應該**嚴分際界**。

有些人從走上舞台到歌唱結束，動作匆匆忙忙也不自知。

就這樣，好不容易建立起來的氣氛都被破壞了。因為你是主角，大可以**從容不迫，堂堂正正**的行動。

最重要的就是姿勢要端正。如果姿勢不良會影響唱歌的聲音，難得輪到你唱卻唱不出聲而梗在喉嚨裡，真是太可惜了。

縱使是在座位上唱歌，背脊有沒有挺直也有很大的差異。好像有很多人並未發現其中的道理，例如在姿勢和儀態的處理上，會使你在**歌以外的部分**吃虧不小。

以健腦法而言，「駝背是痴呆的第一步」。

因為脊椎一彎曲，脊髓神經就受壓迫，呼吸變淺。腦部作用自然而然就惡化。所以千萬不要駝背唱歌，應該挺起胸膛正大光明的歌唱。

接著，要提到不習慣唱卡拉OK的人最常見的毛病，就是嘴巴太靠近麥克風，簡直好像是舐著麥克風在唱歌。這種唱法不但聲音不清楚而且會相當刺耳，所以用普通的音調出聲而麥克風**要離唇邊不到五公分**的距離最好。

如果要提高音調時就該離得更遠些。至於張大嘴巴引吭高歌時，不是一下子把麥克風遠離嘴邊，而是放在嘴巴正上方少許的地方側向振動即可。

●丹田有力的發聲

說起來唱歌還是要以全身的力量唱出，而不是光嘴上唸一唸而已。所以，腹式呼吸便成為極重要因素。但是，腹式呼吸豈是這般容易就可以唱出歌嗎？其實也不要想得太難，只要有「肚子呼吸」的意象，如此歌唱就行了。

先把嘴巴閉上，只以鼻子吸入空氣試試看。從鼻子吸入空氣，也就是**鼻式呼吸**(breath)這樣歌唱方式，自然就成為腹式呼吸。另外，以鼻子換氣的歌唱方式，正是跟高明的歌唱方式環環相扣。

本來從前都是以嘴巴唱歌，如今改以全身力量唱歌，景象就大不相同了。

因為歌唱是全身運動，所以相當需要體力。有人誇口說：「我可以連續唱好幾首歌」，但是怎麼有可能連續唱好幾首歌。尤其是要唱得帥又有勁，就需要**相當的體力**了。

不妨看看那些職業的音樂演唱會(Live electronic musis concert)。他們一群人莫不唱得滿身大汗。因為他們不只是出聲唱歌而已，還要**控制**聲音唱出歌曲。

越想正確控制出聲，越需要充沛的體力。例如想要有抑揚頓挫的起伏音調、或是要一口氣出聲唱歌、再要不就是原本想以輕聲唱出卻脫口而出極大的聲音，或想唱高音、或想唱低音，這些都需要體力不可。雖說如此，也不是胡亂出聲張嘴就唱便可以。

常看那種拼命唱歌，幾乎到了尖叫的地步，可是絕唱跟尖叫是有很大差別的。並不是大聲唱歌就是有魄力。與其那樣說，不如說是從頭到尾都用大聲音量唱同一個調子，太過呆板，變成**乏善可陳的歌唱**。

所以用尖叫的音調唱歌的人大多是自我陶醉。也許唱歌本人覺得很爽，可是這等於不把周遭的人放在眼裡。

我要反覆強調一點，不需要百分之百的用力唱歌。歌曲唱得動聽的關鍵在**抑揚起伏**，及緩急自如的**旋律**(Phrasing)。

在那含意上歌詞應該咬字清楚為要。不妨把自己唱的歌錄音起來再聽聽看，只怕會令你意外，怎麼自己聲音如此含糊不清。

可見人的舌頭比想像中更不聽指揮。這點與年齡無關。

在聽歌的人看來，一首發音不明瞭或是歌詞咬字不清楚的歌，根本沒有魅力。所以單看發音瞭亮這點，這首歌會特別改善許多。

再者，沒有大聲唱歌的必要，只是儘量避免含糊不清的一直唱下去為要。

為此，平常就要做發音練習。不管什麼週刊、雜誌都可以，要以鏗鏘有力的聲音**朗讀**文章。站在健腦法的觀點上，如此進行舌與嘴的暖身運動，會刺激腦部，所以值得推薦。

●動作、節奏

雖然唱歌的本能沒有發現，可是個人的動作、和表情卻各有各的癖好。

說起這些毛病，各式各樣都有，諸如：面無表情的直立不動的唱歌「直立型」，特別是在手或臂用力的「情緒型」，時常在舞台上來回走動還加上肢體語言「動作」的「表演型」，真是五花八門。

隨著身體動作把歌曲表現更大更戲劇化、或是更小更細膩，強調的就是「**動作姿勢**」。這種「動作姿勢」、是否像樣，在唱卡拉ＯＫ時，意外成為重要因素。

本來配合節奏發出聲音，或手舞足蹈活動身體向神明祈求正是歌舞的開始。在參加卡拉ＯＫ大會的老年人中，有時也可看到「動作姿勢」活潑且手舞足蹈歌唱的人。那正是配合健腦法的歌唱方式，有利於防止痴呆。

關鍵處以那種低沈蒼涼的聲音帶過，以及曲終部份以手勢作結束，效果就大不相同。假如遇到間奏配上口白的部分，或是自己想刻意加上感情的地方，把**左手放置胸前**，或**兩手一起握住麥克風**等都有加強的效果。

至於自以為不適合這首歌的動作，或是在歌唱時有阻礙的東西就該刪除。卡拉ＯＫ的首要條件，就是心情良好的活動自如、或是心情良好的大唱特唱。總之，只要不違反歌曲流程，又能使歌唱氣氛更上層樓，那種**自然的動作**就可以了。

基本上唱歌就是須從心情良好，**自自然然**的**置身**於旋律流程、歌詞流程。最近演歌也增加許多有節奏的歌曲。只要有節奏就能載歌載舞，那種氣氛會更加良好快樂。

有些人對於富節奏感的歌，覺得拍子太快……而視為畏途，可是偶爾乾脆以身體配合節奏來個載歌載舞如何？如此一來身體有了彈性，歌唱得更起勁，保證你不知不覺連思維都要飛躍起來。

●合唱大可一試

男女合唱曲的增加，也是最近卡拉ＯＫ的特徵。

公認最動聽的合唱曲算是『銀座戀愛故事』、『酒店』、『我們倆的大阪』，因為唱的時候按男女性別部分而唱或合唱同一旋律，說起來並不困難。

這類合唱曲雖然沒有合聲，也不是不同旋律的雙重唱、或須要高度技巧的和音，但站在享受卡拉ＯＫ的觀點來說，極其普通的合唱曲就可以了。

因為這種合唱曲個人的歌聲不重要，重要的是**二人合為一體**所蘊釀出的氣氛。

所以最差勁的情況，就是兩人的心情支離破碎，看來極不相合的樣子。所以勝負的關鍵在於對方在唱時你有什麼動作。如果對方在唱時，你心不在焉已經很要不得了，若是再趁機休息，你的心緒就很難順利進入輪到你唱的部分。

所以遇到對方在唱歌時，你最好在心中也唱著對方的部份，這樣歌曲才會動聽。

唱合唱曲時，需要有——從頭到尾全部都唱的心理準備才好。

而且男性始終要堅持他是**陪襯女性的綠葉角色**，一般來說，女性要稍微唱得強硬些，男性要稍微柔情些才是理想的合唱曲。也就是說女性表現得耀眼醒目就算成功，如果**男性反而過於醒目就算失敗**。

但，針對男性這方面來說，還沒培養默契就硬把女性拉上舞台要唱歌，或是向頭髮或身體毛手毛腳，這樣騷擾不但惹對方討厭，也會當場破壞氣氛，應該要遵守基本禮貌才對。

這種借助歌唱同樂又帶著點眉目傳情的氣氛，正是合唱的魅力所在。所以千萬不要害羞，以**半是真心**、半是逢場作戲的心理挑戰看看，姑且度過這段歡樂時光。

而且，只要牢牢遵守應有的禮貌，站在健腦法的立場，合唱實在大可一試。作者曾再三強調腦部必須給予刺激，否則就容易痴呆。而「異性」正是人類最大的「刺激」，大可好好利用。

根據醫療人士的說法，同樣是癌症末期的患者，各自的際遇卻並不相同，對於未來不知究竟還有多少日子可活的病患來說，有些就灰心氣餒躺著等死，有的卻會偷摸一把來量體溫或換被褥的護士小姐的屁股，這種臨死猶色心不改的色狼患者，反而更長壽。

因為這種帶著一點色狼心態的患者，腦部的作用更活潑。不分男女都該具有這種戀慕異性意識，對於腦部年輕化有很大的必要。

作者在此鄭重聲明，我的意思是說那種意識很重要，請不要誤會為可以利用合唱時趁機摟抱對方。

●卡拉ＯＫ不健康法最要不得

睡眠不足是唱不出好歌的。疲倦時也是一樣。因為喉嚨是身體最敏感的部份，會直接反映體況。

如今在卡拉ＯＫ愛好者之間，廣泛的流行卡拉ＯＫ瘜肉症。

這種瘜肉長在聲帶邊緣，只要一長這種瘜肉，聲音就會沙啞、甚至沒有聲音。原因是一個人的聲帶經由飲酒早已敏感過度，還是模倣自己喜歡的歌聲唱獨唱，再以過高的主音調繼續大聲唱下去，就容易長瘜肉了。

很多職業歌手在唱歌前一定會漱口或喝蜂蜜。

因為嗓子是他們的維生工具，說來也極理所當然，要小心保養，絕對**不要忘了漱口**，這可是他們的吃飯傢伙。只要在溫開水裡輕輕放些鹽，既可預防感冒，又可保護嗓子。

遇到連續唱好多首歌，喉嚨疲勞時，應該喝點不太燙的茶，或含些喉錠之類的藥，充分休息一下。

但是，最好還是不要連續唱好幾首歌。如果有機會連續唱，最好還是每唱二、三首就小憩一下。而且不要勉強高聲唱歌，應降到**自己適合的音調**而唱。因為室內污濁的空氣或冬天乾燥的室溫都是原因之一，因此要注意房間的通風，調節適度的溫度和濕度。

最近卡拉ＯＫ店或是小吃店，都以歌唱搭配飲食套成最低消費額，結果逼得客人一定要連吃帶唱，但還是應該適可而止才好。當然空著肚子不好，不過吃得太飽，肚子就不聽指揮了，就更傷腦筋。

卡拉ＯＫ的禁忌大全

卡拉ＯＫ的功能是在場者皆大歡喜，自己也樂在其中而紓解壓力。所以ＴＰＯ非常重要(Time. Pleace. Occation)，不可忘了對別人的顧忌毀了當場的氣氛，己所不欲勿施於人；相反的，對於自己心情良好的事應率先而為，以下就是為所應為之事：

●不可獨占麥克風

對上班族來說，一旦握在手上不肯輕易鬆手的就是——**職位和麥**

克風。到了最近雖已不多見，但是仍然有人一旦手握麥克風就不肯輕易放手。

他就接二連三，一直唱下去，不管唱得多好聽，可是別人不生氣才怪。

以歌唱為媒介，人我同樂，這才是卡拉ＯＫ的真髓。

無論唱得好不好，大家依然快樂的共賞。這就是卡拉ＯＫ的優點，在氣氛和諧意氣相投交流的那一刻，正是解脫暴露於壓力之下心情的一刻。雖然在等待唱歌時大家都不說什麼，其實在心裡早已摩拳擦掌伺機以待，只等一輪到他唱歌，就大放異彩。這樣的心情說是忍耐也可以，深謀遠慮也可以……。

要是遇到那種根本不考慮別人等待心情，還我行我素唱個不停的人，不論他歌唱得如何，大家都會討厭他。結果他居然敢厚顏說：「我唱得這麼好，人人應該洗耳恭聽才對。」這種繼續唱歌不下台的人，當然要開汽水、喝倒采了。

●好好聆聽別人唱歌

對於麥克風愛不釋手固然惹人討厭，但是別人唱歌沒有專心聽的人，更惹人討厭！

也不想想別人唱得正起勁，隨意加入喊叫或和音，要不就是埋首點歌單挑選自己的曲子，甚至在一旁大聲聊天——

藉由歌唱表現自我個性，有所主張——這樣的局勢要有聽眾才能成立，因為有人聽，卡拉ＯＫ才有樂趣。

以歌會友，或因歌唱結緣而談笑風生，這才是卡拉ＯＫ了不起的地方。所以卡拉ＯＫ的遊戲規則就是麥克風要按順序來，至於歌曲的數目，視在場者全體均分，只要平等原則不要獨占。

若是用心傾聽別人的歌，氣氛自然一團和諧。結果輪到自己唱歌時，就能在和諧的空氣中歌唱。

「放下身段當你的聽眾」，這也許有些像施捨恩情的態度，其實這在卡拉OK上是相當重要的禮貌。不論他唱的是你不欣賞的歌曲、或者幾乎到想**掩耳走避**，甚至是你最沒有好感的歌曲，但總要勉為一聽。

當對方唱完就掌聲鼓勵一下，如果覺得他唱得好，就給他像樣的喝采——雖然可能只是應付故事，但也叫聲「再來一個！」有時也有必要。

可見最重要的是氣氛和心情。大家開心的互相喊著「再來一個！」技巧的使當場氣氛升到最高點。

只是「再來一個！」的喝采，只能瀟灑**喊一回**而已。

●不忘鼓掌

在卡拉ＯＫ中，一曲既終台下來賓掌聲鼓勵是最低限度的禮貌，幾乎已是不成文的規定。

不料，最近增加許多漠不關心的人，不是埋首於歌本，就是只滿足於會話交談，不要說是同事唱完歌，就連上司唱歌他也吝於鼓掌。

我很瞭解這種人的腦子裡裝滿的儘是自己的歌，但既然你對別人的歌不感興趣，但又喜歡唱歌的話，何不關在自己的房間裡唱給自己聽呢！

所以當別人在唱時，應該負責徹底把氣氛炒熱起來。

比如可以手打拍子唱和、發出歡聲、來個口哨叫好，等到對方唱完歌就熱烈鼓掌——如此以**好聽眾**貫徹始終。

你必須學會任何人歌唱都去**讚美對方**的技術。如果唱得好就讚美歌聲，如果唱不好就恭維對方當日衣著很有氣質，甚至對方不修邊幅也要誇獎他非常正確表達出歌詞的意境。

遇到對方實在唱得太差，想客套的恭維一下都很難時，也不忘給對方台階下，說句「富有雄壯渾厚的聲音」、「人間百態充滿在你的歌聲中」等等。

結果，因你的讚美而心情大好的人，遇到你唱歌時，會熱心傾聽、並且投桃報李還以動聽的好話。須知「會讚美的人」也是「好聽眾」的得主。

●不可任選別人的拿手歌曲

深謀遠慮的日本人一向自詡含蓄是美德。所以在卡拉ＯＫ的時候，還是要有人率先唱歌，否則氣氛無法熱絡。

不過，第一棒上場打擊者必須肩負扮演決定全體**位階和流程**的角色，所以必須選擇開朗又合拍的曲子，以便使所有參加者心情一下子熱烈起來，專心集中在唱卡拉ＯＫ。

例如說通俗歌曲系統中知名度高的歌、或是當年流行歌曲比較適當。擔任首棒者固然責任重大，但是失敗了也不要在意，要大方的唱完歌。只是千萬不要挑選**悔恨眼淚**之類，令人心情黯淡的歌。

我想一定有很多不小心唱到**上司或客戶的拿手歌**、結果耿耿於懷，後悔莫及的人。

所以明知那是別人的拿手歌就不要唱，或是即使要唱同樣的歌，至少也要考慮間隔個幾個人以後再唱。因為在自己唱完後，別人立刻也唱同一首歌，實在有一點討厭。

何況，若是對方唱得比自己好，就好像有「你看我唱得比你好」的示威意味，這會使得心情變得不舒服。

第五章 現今卡拉ＯＫ機器總匯

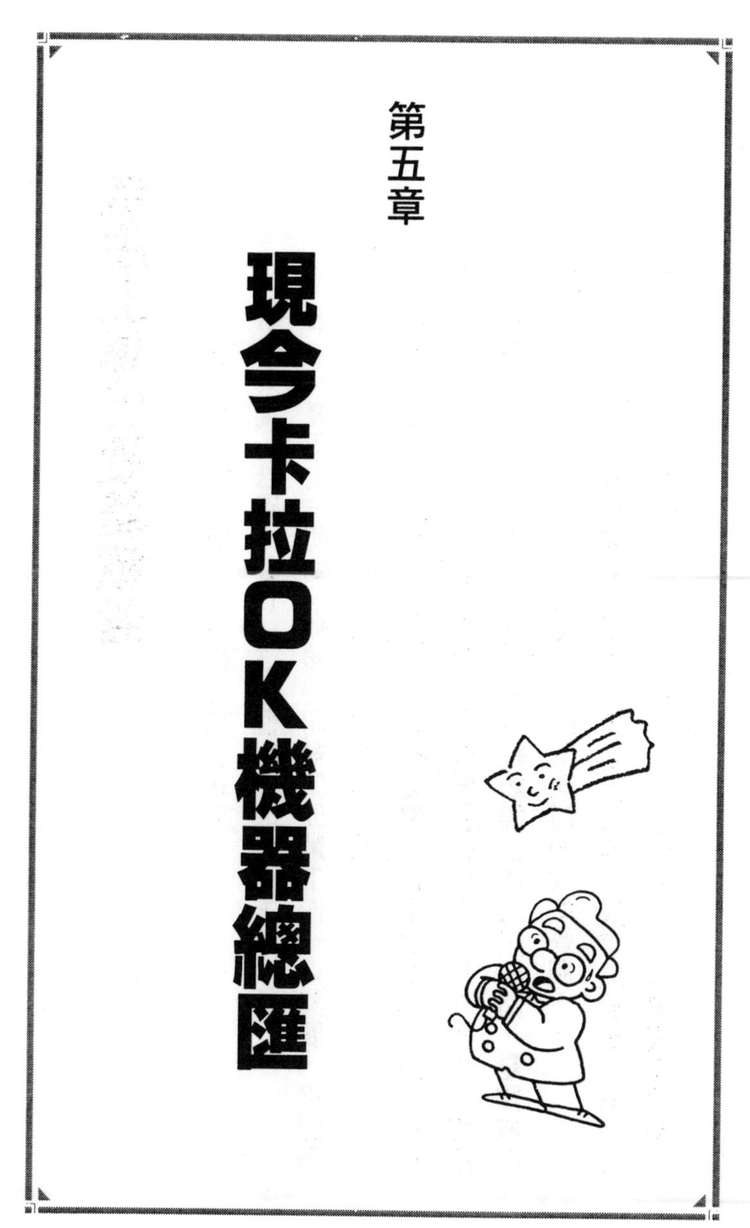

依序上場的硬體軟體

卡拉ＯＫ的歷史簡直是新媒體的發達史。

舉例來說，磁碟（ＬＤ）就是個很好的例子。

本來「發明主」荷蘭飛利浦公司對於促銷工作一籌莫展，沒想到拜卡拉ＯＫ之賜，培育成今日所見的暢銷商品。

其次是以勢如破竹的成長速度大有凌駕ＬＤ趨勢的「通訊卡拉ＯＫ」。它利用電話回線把樂曲資訊消息分配給卡拉ＯＫ店或小吃店等，等於是將聲音、映像及文字資訊統統歸納在通訊網路，是雙取向娛樂系統，其至被譽為「初次步上商業軌道的大型媒體」。

同樣把多重媒體應用在商業上的新世代通信網實驗協會（ＢＢＣ），則舉出「虛擬實境卡拉ＯＫ」，那是使唱歌者彷彿親身體驗在大自然或是街道中歌唱的氣氛，或是使唱歌者能跨越國際，享受跟外國朋友的合唱之樂的「世界之友卡拉ＯＫ」，這些統統是將來卡拉ＯＫ大有可能的面貌。

卡拉ＯＫ發展至今，包括ＬＤ、袖珍磁碟（ＣＤ）、數位閉路（ＤＶ）、電子音響合成樂器（synthólube）莫不走在科技最先端，可見卡拉ＯＫ的世界多豐富。

●通訊卡拉ＯＫ的黃金時代

以年輕人為中心的通訊卡拉ＯＫ受到絕大多數的支持；席捲卡拉ＯＫ包廂。

它最大的優點就是「**以更快的速度唱新歌**」。一般ＬＤ因為碟片製作費時費事，而且總曲數及新曲導入時期有限，無法掌握多樣化的需要。

而通訊卡拉ＯＫ卻能搶得先機，只要把新曲的資料設定資料代碼輸入主電腦，之後這個系統便利用早已配線在各卡拉ＯＫ店的電話回線，將新曲最新資訊傳送到各店內設置的終端機。所以得到新曲的時間會**顯著縮短**，又有減輕引進成本及縮小設置面積等優點，所以才會很快普及化。

如今市面上有九家公司的製品展開激烈的銷售競爭，但是目前只普及至卡拉ＯＫ的包廂，至於被視為**夜晚市場**的小吃店或俱樂部等尚未沾上邊。

問題可能就是在電腦合成的口味和音質。因為映像的通訊技術還沒有實用化，於是會出現與歌曲沒有關連的映像，或是同樣的畫面出現好幾次。

●以個人電腦通訊唱卡拉ＯＫ

現在我們可以利用個人電腦通訊享受卡拉ＯＫ之樂。

這是日本電子媒體協會（ＮＴＳ）跟日本電視公司等共同開辦的服務業務，只要一部內部裝有音響設備的多重媒體的個人電腦(CD-ROM)就可以了。

樂曲的來源是活用電視公司為播放各種訊息字幕而製作的樂曲，歌唱者可以一面看著個人電腦顯示器的歌詞、一面聽配上合成樂器的伴奏唱歌，只要接上映像音響機器就可以享受良好的音質。

個人電腦可以使用微軟公司的基本軟體「視窗三・一」，要利用適合的通訊網路可購買通訊軟體「日本電子彩色個人電視（四千八百元日幣），再加入ＮＴＴ（日本電訊電話公司）的網路電子網（雙取向文字圖解資訊系統）。

每一曲的資訊費是六十元日幣，至於通話費則按日本境內計費一律每一分鐘三十元日幣。

●自動計分卡拉ＯＫ

這種卡拉ＯＫ是當一個人唱完歌之後，就以數位表示得分，具有「卡拉ＯＫ計分功能」的機器。

為了使大家把卡拉ＯＫ當遊戲般享樂，也有的卡拉ＯＫ會在你得了「**及格分數**」時響起華麗的吹奏曲（喇叭等）象徵對優秀者的鼓勵，當場使氣氛昇華到最高點。假如來場分組比賽，出現「中間得分」或「各組綜合分數」，也是相當有趣。

不過，這種機器據用過的人表示——覺得「奇怪？」因為在旁邊的人聽起來覺得「唱得相當好」的歌曲，只給「六十分」，而另一方面使人覺得「這人是不是少了音樂細胞」的歌曲，居然得「八四分」之多——

可見既然是機械計分，你就不能對它**寄予厚望**。

一般說來，有獨特嗓音使人欣賞、或是唱歌聲音有微妙強弱富有個性的唱法等得分偏低，相反的，雖然音程稍有問題，或是發聲方式單調平板，只要節奏正確，且起步開始唱時跟得上韻律的人，才能得到好分數。

因為計分機判斷標準係根據節奏、發出聲音長短、及音量是否一定，這豈是區別歌唱好壞的正確標準。所以純粹是當做**餘興遊戲**同樂而已。

●合聲、卡拉ＯＫ

提到卡拉ＯＫ軟體中最新暢銷品，首推「合聲」。

這種卡拉ＯＫ是連同伴奏以容易合聲的大小引進助唱聲，假如原樣使用從前的軟體，總覺似乎乏善可陳，包括恰克與飛鳥、艾麗絲、粉紅淑女等名歌星所唱的歌曲，被這麼一唱都走樣了，不能夠真正唱得接近像的階段。例如合唱曲中的佼佼者『加拿大寄來的信』裡女性專用的碟片，凡是男性應合聲的部分一律都收錄在軟體中。

所以遇到男性唱歌的部分，女性只要沈默聽唱，從揚聲器裡會隨意傳出**優秀的男性歌聲**，到了必須合唱地方，女性也只要唱自己的部分，自然會有男性的聲音跟你合唱。

例如先只聽合聲的部分學唱歌，再用普通的卡拉ＯＫ軟體合唱，就能享受到不錯的成果之樂。雖然有各種方法可以樂在其中，但是這種軟體可以說是屬於比較**高級者專用**的卡拉ＯＫ軟體。

●今後即將進入銀幕時代

最近很多人購買聲寶產品液晶銀幕，在家欣賞家庭電影。甚至有專家說唯有銀幕才能製造真正視聽（ＡＶ）系統。的確，若想得到適當的立體音響感、或想看有動人的映像，都非銀幕不可。卡拉ＯＫ的

「銀幕系統」也是相同的原理。還是用放影機播放在銀幕上。

這個系統使用縱一〇〇、橫一二〇的大畫面播放卡拉ＯＫ的映像，時而可把歌唱者嵌入銀幕上所展開的風景中，時而把歌者的姿態以特寫的方式在整個銀幕播放出來。

無論如何，那種不同凡響的魄力，使歌唱者能比什麼都**興奮已極**地體會當明星的心情。而且看的人也能很輕鬆的享受樂趣。

例如，能把自己歌唱姿態以四台攝影機播放在監控機的「閉路秩序系統」也廣受歡迎。

基本這系統是由主拍、特寫、長程、輕盈的四台閉路照像機配置下，跟樂曲連動的自動性操作系統。

結果歌唱者幾乎都獲得在電視螢幕上歌唱的感覺，而且看到監控器影像的人，也跟看歌唱節目或播放閉路電視一樣的心情。

這種方式值得推薦給對於一般唱法已感煩膩的人，或是那些抱著只要體會一次當歌星氣氛的歌唱者。

●包括童謠或當地民謠的磁碟

假如童心大發要唱童謠或小學時教過的歌，唱片公司包括日光堂、東映閉路，東芝EMI都推出了夠份量的自由選購版（附在正版LD的優待品、單獨選購則按原價）。

偶爾跟朋友合唱『花』或『小小秋天找到了』的歌曲，讓大家可以深入感覺故鄉歌謠的好處。也值得推薦給那些唱卡拉OK經驗較少，或是沒什麼歌好唱的高齡者。

想要唱**懷念故鄉**之類歌曲人，可以推薦你買日光堂的CD「當地民謠版」和自由選購版。

對於一個不得不離開生長的故鄉，跑到大都市奮鬥謀生的人，在偶然遇到同鄉時可利用這些歌謠當場使氣氛昇華。當間奏音樂流出來時，畫面上會說明所播映的山川景物的名字，使得傾聽的人沈醉在旁人難以體會的**自我世界**。

家庭卡拉ＯＫ

以前家庭卡拉ＯＫ給人的感覺只是能唱就行，但最近硬體落實到已經是耀眼的地步。只要個人聚在一起，就可以跟在卡拉ＯＫ包廂一樣享樂。

●ＣＤ卡匣

讓ＣＤ卡匣附帶卡拉ＯＫ功能的機器。由於它是手提型所以不占空間，配上的軟體有ＣＤ和卡匣。如果是ＣＤＩＧ的對應機種，只要跟電視機連在一起，就可以在電視看著靜止畫面和歌詞唱歌。

因為裡面設有迴聲、多重聲音、合聲轉換、音調的控制等功能，所以算是相當道地卡拉ＯＫ系統，而且價格結構還算合理。

●三機合一型

如果覺得單體唱機型或ＣＤ卡匣型無法滿足，需要充滿魄力、威力、還可以放得進客廳的卡拉ＯＫ機器——廠商為應這種希望而推出「一體型卡拉ＯＫ」、「三機合一型」的卡拉ＯＫ系統。

因為在一座機架裡同時收納唱機、揚聲器、放大器三機合一，大多上面安放一部電視機，不只是卡拉ＯＫ、連電影或音樂都可由這一台機器享受到。因為價錢幅度很大，從數萬元日幣到十萬元日幣的價格都有，買時要和**家庭預算多協商**。

●合成器

Clarion 利用的產品「合成卡拉ＯＫ」(Synthesizer Karaoke)。附有自動轉換功能。

它最大的賣點就是不交換麻煩的軟體。因為一開始就有四百首歌曲裝置在內，所以有利於軟體價格結構。只要使用增設器（另售）最大容納量可達一千六百曲以上，簡直可跟職業卡拉ＯＫ店比美。

聲音採數位方式，因演奏本身是合成器，所以比起音響樂器演奏，稍微增添些韻律箱般的一面。

●迷你卡拉ＯＫ、手提型

「迷你卡拉ＯＫ」（精工愛卜遜出品）在宴會裡，派對上是不可或缺的熱絡氣氛媒介。這是麥克風、揚聲器、卡匣一體化的機器，一旦放進磁帶，只需一隻手就能輕鬆操作，因而大受歡迎。可漂亮掌握這樣的要求——「隨時隨地享受卡拉ＯＫ之樂」。

山葉出品的「ＩＮＧＳ」也相當優異。手提式機種既可猜樂曲又十分輕便，還裝有賓果等電子遊戲功能。無論是舉辦家庭宴會或是外出郊遊，都可以充分享受樂趣。

當你想參加卡拉ＯＫ大會作練習準備時，它不會盲目發出大聲，使你不必去卡拉ＯＫ店，照樣有迴音效果。

作者簡介　東潔

一九五二年生於兵庫縣。他是創作型作家。其專攻的研究主題為高齡化社會、健康等社會性問題，實業開始到歷史、文明論為止。

著書有『卡拉ＯＫ產業生意經』（第一企業出版）、『回憶西班牙歷史之旅』、『多佛海峽』（振學出版）、『你也會插花』、『插花國外版』（誠文堂新光社）。

⑨性格測驗9	戀愛知多少	淺野八郎著	160元
⑩性格測驗10	由裝扮瞭解人心	淺野八郎著	160元
⑪性格測驗11	敲開內心玄機	淺野八郎著	140元
⑫性格測驗12	透視你的未來	淺野八郎著	160元
⑬血型與你的一生		淺野八郎著	160元
⑭趣味推理遊戲		淺野八郎著	160元
⑮行爲語言解析		淺野八郎著	160元

・婦幼天地・電腦編號16

①八萬人減肥成果	黃靜香譯	180元
②三分鐘減肥體操	楊鴻儒譯	150元
③窈窕淑女美髮秘訣	柯素娥譯	130元
④使妳更迷人	成　玉譯	130元
⑤女性的更年期	官舒妍編譯	160元
⑥胎內育兒法	李玉瓊編譯	150元
⑦早產兒袋鼠式護理	唐岱蘭譯	200元
⑧初次懷孕與生產	婦幼天地編譯組	180元
⑨初次育兒12個月	婦幼天地編譯組	180元
⑩斷乳食與幼兒食	婦幼天地編譯組	180元
⑪培養幼兒能力與性向	婦幼天地編譯組	180元
⑫培養幼兒創造力的玩具與遊戲	婦幼天地編譯組	180元
⑬幼兒的症狀與疾病	婦幼天地編譯組	180元
⑭腿部苗條健美法	婦幼天地編譯組	180元
⑮女性腰痛別忽視	婦幼天地編譯組	150元
⑯舒展身心體操術	李玉瓊編譯	130元
⑰三分鐘臉部體操	趙薇妮著	160元
⑱生動的笑容表情術	趙薇妮著	160元
⑲心曠神怡減肥法	川津祐介著	130元
⑳內衣使妳更美麗	陳玄茹譯	130元
㉑瑜伽美姿美容	黃靜香編著	180元
㉒高雅女性裝扮學	陳珮玲譯	180元
㉓蠶糞肌膚美顏法	坂梨秀子著	160元
㉔認識妳的身體	李玉瓊譯	160元
㉕產後恢復苗條體態	居理安・芙萊喬著	200元
㉖正確護髮美容法	山崎伊久江著	180元
㉗安琪拉美姿養生學	安琪拉蘭斯博瑞著	180元
㉘女體性醫學剖析	增田豐著	220元
㉙懷孕與生產剖析	岡部綾子著	180元
㉚斷奶後的健康育兒	東城百合子著	220元
㉛引出孩子幹勁的責罵藝術	多湖輝著	170元

㉜培養孩子獨立的藝術	多湖輝著	170元
㉝子宮肌瘤與卵巢囊腫	陳秀琳編著	180元
㉞下半身減肥法	納他夏・史達賓著	180元
㉟女性自然美容法	吳雅菁編著	180元
㊱再也不發胖	池園悅太郎著	170元
㊲生男生女控制術	中垣勝裕著	220元
㊳使妳的肌膚更亮麗	楊　皓編著	170元
㊴臉部輪廓變美	芝崎義夫著	180元
㊵斑點、皺紋自己治療	高須克彌著	180元
㊶面皰自己治療	伊藤雄康著	180元
㊷隨心所欲瘦身冥想法	原久子著	180元
㊸胎兒革命	鈴木丈織著	180元
㊹NS磁氣平衡法塑造窈窕奇蹟	古屋和江著	180元
㊺享瘦從腳開始	山田陽子著	180元
㊻小改變瘦4公斤	宮本裕子著	180元

・青 春 天 地・電腦編號 17

①A血型與星座	柯素娥編譯	160元
②B血型與星座	柯素娥編譯	160元
③O血型與星座	柯素娥編譯	160元
④AB血型與星座	柯素娥編譯	120元
⑤青春期性教室	呂貴嵐編譯	130元
⑥事半功倍讀書法	王毅希編譯	150元
⑦難解數學破題	宋釗宜編譯	130元
⑧速算解題技巧	宋釗宜編譯	130元
⑨小論文寫作秘訣	林顯茂編譯	120元
⑪中學生野外遊戲	熊谷康編著	120元
⑫恐怖極短篇	柯素娥編譯	130元
⑬恐怖夜話	小毛驢編譯	130元
⑭恐怖幽默短篇	小毛驢編譯	120元
⑮黑色幽默短篇	小毛驢編譯	120元
⑯靈異怪談	小毛驢編譯	130元
⑰錯覺遊戲	小毛驢編譯	130元
⑱整人遊戲	小毛驢編著	150元
⑲有趣的超常識	柯素娥編譯	130元
⑳哦！原來如此	林慶旺編譯	130元
㉑趣味競賽100種	劉名揚編譯	120元
㉒數學謎題入門	宋釗宜編譯	150元
㉓數學謎題解析	宋釗宜編譯	150元
㉔透視男女心理	林慶旺編譯	120元

㉕少女情懷的自白	李桂蘭編譯	120元
㉖由兄弟姊妹看命運	李玉瓊編譯	130元
㉗趣味的科學魔術	林慶旺編譯	150元
㉘趣味的心理實驗室	李燕玲編譯	150元
㉙愛與性心理測驗	小毛驢編譯	130元
㉚刑案推理解謎	小毛驢編譯	130元
㉛偵探常識推理	小毛驢編譯	130元
㉜偵探常識解謎	小毛驢編譯	130元
㉝偵探推理遊戲	小毛驢編譯	130元
㉞趣味的超魔術	廖玉山編著	150元
㉟趣味的珍奇發明	柯素娥編著	150元
㊱登山用具與技巧	陳瑞菊編著	150元

・健 康 天 地・電腦編號 18

①壓力的預防與治療	柯素娥編譯	130元
②超科學氣的魔力	柯素娥編譯	130元
③尿療法治病的神奇	中尾良一著	130元
④鐵證如山的尿療法奇蹟	廖玉山譯	120元
⑤一日斷食健康法	葉慈容編譯	150元
⑥胃部強健法	陳炳崑譯	120元
⑦癌症早期檢查法	廖松濤譯	160元
⑧老人痴呆症防止法	柯素娥編譯	130元
⑨松葉汁健康飲料	陳麗芬編譯	130元
⑩揉肚臍健康法	永井秋夫著	150元
⑪過勞死、猝死的預防	卓秀貞編譯	130元
⑫高血壓治療與飲食	藤山順豐著	150元
⑬老人看護指南	柯素娥編譯	150元
⑭美容外科淺談	楊啟宏著	150元
⑮美容外科新境界	楊啟宏著	150元
⑯鹽是天然的醫生	西英司郎著	140元
⑰年輕十歲不是夢	梁瑞麟譯	200元
⑱茶料理治百病	桑野和民著	180元
⑲綠茶治病寶典	桑野和民著	150元
⑳杜仲茶養顏減肥法	西田博著	150元
㉑蜂膠驚人療效	瀨長良三郎著	180元
㉒蜂膠治百病	瀨長良三郎著	180元
㉓醫藥與生活	鄭炳全著	180元
㉔鈣長生寶典	落合敏著	180元
㉕大蒜長生寶典	木下繁太郎著	160元
㉖居家自我健康檢查	石川恭三著	160元

㉗永恒的健康人生	李秀鈴譯	200元
㉘大豆卵磷脂長生寶典	劉雪卿譯	150元
㉙芳香療法	梁艾琳譯	160元
㉚醋長生寶典	柯素娥譯	180元
㉛從星座透視健康	席拉・吉蒂斯著	180元
㉜愉悅自在保健學	野本二士夫著	160元
㉝裸睡健康法	丸山淳士等著	160元
㉞糖尿病預防與治療	藤田順豐著	180元
㉟維他命長生寶典	菅原明子著	180元
㊱維他命C新效果	鐘文訓編	150元
㊲手、腳病理按摩	堤芳朗著	160元
㊳AIDS瞭解與預防	彼得塔歇爾著	180元
㊴甲殼質殼聚糖健康法	沈永嘉譯	160元
㊵神經痛預防與治療	木下眞男著	160元
㊶室內身體鍛鍊法	陳炳崑編著	160元
㊷吃出健康藥膳	劉大器編著	180元
㊸自我指壓術	蘇燕謀編著	160元
㊹紅蘿蔔汁斷食療法	李玉瓊編著	150元
㊺洗心術健康秘法	竺翠萍編譯	170元
㊻枇杷葉健康療法	柯素娥編譯	180元
㊼抗衰血癒	楊啟宏著	180元
㊽與癌搏鬥記	逸見政孝著	180元
㊾冬蟲夏草長生寶典	高橋義博著	170元
㊿痔瘡・大腸疾病先端療法	宮島伸宜著	180元
51膠布治癒頑固慢性病	加瀨建造著	180元
52芝麻神奇健康法	小林貞作著	170元
53香煙能防止癡呆？	高田明和著	180元
54穀菜食治癌療法	佐藤成志著	180元
55貼藥健康法	松原英多著	180元
56克服癌症調和道呼吸法	帶津良一著	180元
57Ｂ型肝炎預防與治療	野村喜重郎著	180元
58青春永駐養生導引術	早島正雄著	180元
59改變呼吸法創造健康	原久子著	180元
60荷爾蒙平衡養生秘訣	出村博著	180元
61水美肌健康法	井戶勝富著	170元
62認識食物掌握健康	廖梅珠編著	170元
63痛風劇痛消除法	鈴木吉彥著	180元
64酸莖菌驚人療效	上田明彥著	180元
65大豆卵磷脂治現代病	神津健一著	200元
66時辰療法——危險時刻凌晨４時	呂建強等著	180元
67自然治癒力提升法	帶津良一著	180元

⑱巧妙的氣保健法	藤平墨子著	180元
⑲治癒C型肝炎	熊田博光著	180元
⑳肝臟病預防與治療	劉名揚編著	180元
㉑腰痛平衡療法	荒井政信著	180元
㉒根治多汗症、狐臭	稻葉益巳著	220元
㉓40歲以後的骨質疏鬆症	沈永嘉譯	180元
㉔認識中藥	松下一成著	180元
㉕認識氣的科學	佐佐木茂美著	180元
㉖我戰勝了癌症	安田伸著	180元
㉗斑點是身心的危險信號	中野進著	180元
㉘艾波拉病毒大震撼	玉川重德著	180元
㉙重新還我黑髮	桑名隆一郎著	180元
⑳身體節律與健康	林博史著	180元
㉛生薑治萬病	石原結實著	180元
㉜靈芝治百病	陳瑞東著	180元
㉝木炭驚人的威力	大槻彰著	200元
㉞認識活性氧	井土貴司著	180元
㉟深海鮫治百病	廖玉山編著	180元
㊱神奇的蜂王乳	井上丹治著	180元

・實用女性學講座・電腦編號 19

①解讀女性內心世界	島田一男著	150元
②塑造成熟的女性	島田一男著	150元
③女性整體裝扮學	黃靜香編著	180元
④女性應對禮儀	黃靜香編著	180元
⑤女性婚前必修	小野十傳著	200元
⑥徹底瞭解女人	田口二州著	180元
⑦拆穿女性謊言88招	島田一男著	200元
⑧解讀女人心	島田一男著	200元
⑨俘獲女性絕招	志賀貢著	200元

・校 園 系 列・電腦編號 20

①讀書集中術	多湖輝著	150元
②應考的訣竅	多湖輝著	150元
③輕鬆讀書贏得聯考	多湖輝著	150元
④讀書記憶秘訣	多湖輝著	150元
⑤視力恢復！超速讀術	江錦雲譯	180元
⑥讀書36計	黃柏松編著	180元
⑦驚人的速讀術	鐘文訓編著	170元

⑧學生課業輔導良方	多湖輝著	180元
⑨超速讀超記憶法	廖松濤編著	180元
⑩速算解題技巧	宋釗宜編著	200元
⑪看圖學英文	陳炳崑編著	200元

•實用心理學講座• 電腦編號 21

①拆穿欺騙伎倆	多湖輝著	140元
②創造好構想	多湖輝著	140元
③面對面心理術	多湖輝著	160元
④僞裝心理術	多湖輝著	140元
⑤透視人性弱點	多湖輝著	140元
⑥自我表現術	多湖輝著	180元
⑦不可思議的人性心理	多湖輝著	180元
⑧催眠術入門	多湖輝著	150元
⑨責罵部屬的藝術	多湖輝著	150元
⑩精神力	多湖輝著	150元
⑪厚黑說服術	多湖輝著	150元
⑫集中力	多湖輝著	150元
⑬構想力	多湖輝著	150元
⑭深層心理術	多湖輝著	160元
⑮深層語言術	多湖輝著	160元
⑯深層說服術	多湖輝著	180元
⑰掌握潛在心理	多湖輝著	160元
⑱洞悉心理陷阱	多湖輝著	180元
⑲解讀金錢心理	多湖輝著	180元
⑳拆穿語言圈套	多湖輝著	180元
㉑語言的內心玄機	多湖輝著	180元
㉒積極力	多湖輝著	180元

•超現實心理講座• 電腦編號 22

①超意識覺醒法	詹蔚芬編譯	130元
②護摩秘法與人生	劉名揚編譯	130元
③秘法！超級仙術入門	陸　明譯	150元
④給地球人的訊息	柯素娥編著	150元
⑤密教的神通力	劉名揚編著	130元
⑥神秘奇妙的世界	平川陽一著	180元
⑦地球文明的超革命	吳秋嬌譯	200元
⑧力量石的秘密	吳秋嬌譯	180元
⑨超能力的靈異世界	馬小莉譯	200元

⑩逃離地球毀滅的命運	吳秋嬌譯	200元
⑪宇宙與地球終結之謎	南山宏著	200元
⑫驚世奇功揭秘	傅起鳳著	200元
⑬啟發身心潛力心象訓練法	栗田昌裕著	180元
⑭仙道術遁甲法	高藤聰一郎著	220元
⑮神通力的秘密	中岡俊哉著	180元
⑯仙人成仙術	高藤聰一郎著	200元
⑰仙道符咒氣功法	高藤聰一郎著	220元
⑱仙道風水術尋龍法	高藤聰一郎著	200元
⑲仙道奇蹟超幻像	高藤聰一郎著	200元
⑳仙道鍊金術房中法	高藤聰一郎著	200元
㉑奇蹟超醫療治癒難病	深野一幸著	220元
㉒揭開月球的神秘力量	超科學研究會	180元
㉓西藏密教奧義	高藤聰一郎著	250元
㉔改變你的夢術入門	高藤聰一郎著	250元

・養 生 保 健・電腦編號23

①醫療養生氣功	黃孝寬著	250元
②中國氣功圖譜	余功保著	230元
③少林醫療氣功精粹	井玉蘭著	250元
④龍形實用氣功	吳大才等著	220元
⑤魚戲增視強身氣功	宮　嬰著	220元
⑥嚴新氣功	前新培金著	250元
⑦道家玄牝氣功	張　章著	200元
⑧仙家秘傳袪病功	李遠國著	160元
⑨少林十大健身功	秦慶豐著	180元
⑩中國自控氣功	張明武著	250元
⑪醫療防癌氣功	黃孝寬著	250元
⑫醫療強身氣功	黃孝寬著	250元
⑬醫療點穴氣功	黃孝寬著	250元
⑭中國八卦如意功	趙維漢著	180元
⑮正宗馬禮堂養氣功	馬禮堂著	420元
⑯秘傳道家筋經內丹功	王慶餘著	280元
⑰三元開慧功	辛桂林著	250元
⑱防癌治癌新氣功	郭　林著	180元
⑲禪定與佛家氣功修煉	劉天君著	200元
⑳顛倒之術	梅自強著	360元
㉑簡明氣功辭典	吳家駿編	360元
㉒八卦三合功	張全亮著	230元
㉓朱砂掌健身養生功	楊　永著	250元

㉔抗老功　陳九鶴著　230元

・社會人智囊・電腦編號 24

①糾紛談判術	清水增三著	160元
②創造關鍵術	淺野八郎著	150元
③觀人術	淺野八郎著	180元
④應急詭辯術	廖英迪編著	160元
⑤天才家學習術	木原武一著	160元
⑥猫型狗式鑑人術	淺野八郎著	180元
⑦逆轉運掌握術	淺野八郎著	180元
⑧人際圓融術	澀谷昌三著	160元
⑨解讀人心術	淺野八郎著	180元
⑩與上司水乳交融術	秋元隆司著	180元
⑪男女心態定律	小田晉著	180元
⑫幽默說話術	林振輝編著	200元
⑬人能信賴幾分	淺野八郎著	180元
⑭我一定能成功	李玉瓊譯	180元
⑮獻給青年的嘉言	陳蒼杰譯	180元
⑯知人、知面、知其心	林振輝編著	180元
⑰塑造堅強的個性	坂上肇著	180元
⑱爲自己而活	佐藤綾子著	180元
⑲未來十年與愉快生活有約	船井幸雄著	180元
⑳超級銷售話術	杜秀卿譯	180元
㉑感性培育術	黃靜香編著	180元
㉒公司新鮮人的禮儀規範	蔡媛惠譯	180元
㉓傑出職員鍛鍊術	佐佐木正著	180元
㉔面談獲勝戰略	李芳黛譯	180元
㉕金玉良言撼人心	森純大著	180元
㉖男女幽默趣典	劉華亭編著	180元
㉗機智說話術	劉華亭編著	180元
㉘心理諮商室	柯素娥譯	180元
㉙如何在公司崢嶸頭角	佐佐木正著	180元
㉚機智應對術	李玉瓊編著	200元
㉛克服低潮良方	坂野雄二著	180元
㉜智慧型說話技巧	沈永嘉編著	180元
㉝記憶力、集中力增進術	廖松濤編著	180元
㉞女職員培育術	林慶旺編著	180元
㉟自我介紹與社交禮儀	柯素娥編著	180元
㊱積極生活創幸福	田中真澄著	180元
㊲妙點子超構想	多湖輝著	180元

・精選系列・電腦編號25

①毛澤東與鄧小平	渡邊利夫等著	280元
②中國大崩裂	江戶介雄著	180元
③台灣・亞洲奇蹟	上村幸治著	220元
④7-ELEVEN高盈收策略	國友隆一著	180元
⑤台灣獨立（新・中國日本戰爭一）	森　詠著	200元
⑥迷失中國的末路	江戶雄介著	220元
⑦2000年5月全世界毀滅	紫藤甲子男著	180元
⑧失去鄧小平的中國	小島朋之著	220元
⑨世界史爭議性異人傳	桐生操著	200元
⑩淨化心靈享人生	松濤弘道著	220元
⑪人生心情診斷	賴藤和寬著	220元
⑫中美大決戰	檜山良昭著	220元
⑬黃昏帝國美國	莊雯琳譯	220元
⑭兩岸衝突（新・中國日本戰爭二）	森　詠著	220元
⑮封鎖台灣（新・中國日本戰爭三）	森　詠著	220元
⑯中國分裂（新・中國日本戰爭四）	森　詠著	220元

・運動遊戲・電腦編號26

①雙人運動	李玉瓊譯	160元
②愉快的跳繩運動	廖玉山譯	180元
③運動會項目精選	王佑京譯	150元
④肋木運動	廖玉山譯	150元
⑤測力運動	王佑宗譯	150元

・休閒娛樂・電腦編號27

①海水魚飼養法	田中智浩著	300元
②金魚飼養法	曾雪玫譯	250元
③熱門海水魚	毛利匡明著	480元
④愛犬的教養與訓練	池田好雄著	250元
⑤狗教養與疾病	杉浦哲著	220元
⑥小動物養育技巧	三上昇著	300元

・銀髮族智慧學・電腦編號28

①銀髮六十樂逍遙	多湖輝著	170元
②人生六十反年輕	多湖輝著	170元

③六十歲的決斷	多湖輝著	170元
④銀髮族健身指南	孫瑞台編著	250元

・飲 食 保 健・電腦編號 29

①自己製作健康茶	大海淳著	220元
②好吃、具藥效茶料理	德永睦子著	220元
③改善慢性病健康藥草茶	吳秋嬌譯	200元
④藥酒與健康果菜汁	成玉編著	250元
⑤家庭保健養生湯	馬汴梁編著	220元
⑥降低膽固醇的飲食	早川和志著	200元
⑦女性癌症的飲食	女子營養大學	280元
⑧痛風者的飲食	女子營養大學	280元
⑨貧血者的飲食	女子營養大學	280元
⑩高脂血症者的飲食	女子營養大學	280元

・家庭醫學保健・電腦編號 30

①女性醫學大全	雨森良彥著	380元
②初爲人父育兒寶典	小瀧周曹著	220元
③性活力強健法	相建華著	220元
④30歲以上的懷孕與生產	李芳黛編著	220元
⑤舒適的女性更年期	野末悅子著	200元
⑥夫妻前戲的技巧	笠井寛司著	200元
⑦病理足穴按摩	金慧明著	220元
⑧爸爸的更年期	河野孝旺著	200元
⑨橡皮帶健康法	山田晶著	180元
⑩33天健美減肥	相建華等著	180元
⑪男性健美入門	孫玉祿編著	180元
⑫強化肝臟秘訣	主婦の友社編	200元
⑬了解藥物副作用	張果馨譯	200元
⑭女性醫學小百科	松山榮吉著	200元
⑮左轉健康法	龜田修等著	200元
⑯實用天然藥物	鄭炳全編著	260元
⑰神秘無痛平衡療法	林宗駛著	180元
⑱膝蓋健康法	張果馨譯	180元
⑲針灸治百病	葛書翰著	250元
⑳異位性皮膚炎治癒法	吳秋嬌譯	220元
㉑禿髮白髮預防與治療	陳炳崑編著	180元
㉒埃及皇宮菜健康法	飯森薫著	200元
㉓肝臟病安心治療	上野幸久著	220元

㉔耳穴治百病	陳抗美等著	250元
㉕高效果指壓法	五十嵐康彥著	200元
㉖瘦水、胖水	鈴木園子著	200元
㉗手針新療法	朱振華著	200元
㉘香港腳預防與治療	劉小惠譯	200元
㉙智慧飲食吃出健康	柯富陽編著	200元
㉚牙齒保健法	廖玉山編著	200元

•超經營新智慧• 電腦編號 31

①躍動的國家越南	林雅倩譯	250元
②甦醒的小龍菲律賓	林雅倩譯	220元

•心 靈 雅 集• 電腦編號 00

①禪言佛語看人生	松濤弘道著	180元
②禪密教的奧秘	葉逯謙譯	120元
③觀音大法力	田口日勝著	120元
④觀音法力的大功德	田口日勝著	120元
⑤達摩禪106智慧	劉華亭編譯	220元
⑥有趣的佛教研究	葉逯謙編譯	170元
⑦夢的開運法	蕭京凌譯	130元
⑧禪學智慧	柯素娥編譯	130元
⑨女性佛教入門	許俐萍譯	110元
⑩佛像小百科	心靈雅集編譯組	130元
⑪佛教小百科趣談	心靈雅集編譯組	120元
⑫佛教小百科漫談	心靈雅集編譯組	150元
⑬佛教知識小百科	心靈雅集編譯組	150元
⑭佛學名言智慧	松濤弘道著	220元
⑮釋迦名言智慧	松濤弘道著	220元
⑯活人禪	平田精耕著	120元
⑰坐禪入門	柯素娥編譯	150元
⑱現代禪悟	柯素娥編譯	130元
⑲道元禪師語錄	心靈雅集編譯組	130元
⑳佛學經典指南	心靈雅集編譯組	130元
㉑何謂「生」 阿含經	心靈雅集編譯組	150元
㉒一切皆空 般若心經	心靈雅集編譯組	150元
㉓超越迷惘 法句經	心靈雅集編譯組	180元
㉔開拓宇宙觀 華嚴經	心靈雅集編譯組	180元
㉕真實之道 法華經	心靈雅集編譯組	130元
㉖自由自在 涅槃經	心靈雅集編譯組	130元

㉗沈默的教示　維摩經	心靈雅集編譯組	150元
㉘開通心眼　佛語佛戒	心靈雅集編譯組	130元
㉙揭秘寶庫　密教經典	心靈雅集編譯組	180元
㉚坐禪與養生	廖松濤譯	110元
㉛釋尊十戒	柯素娥編譯	120元
㉜佛法與神通	劉欣如編著	120元
㉝悟（正法眼藏的世界）	柯素娥編譯	120元
㉞只管打坐	劉欣如編著	120元
㉟喬答摩・佛陀傳	劉欣如編著	120元
㊱唐玄奘留學記	劉欣如編著	120元
㊲佛教的人生觀	劉欣如編譯	110元
㊳無門關（上卷）	心靈雅集編譯組	150元
㊴無門關（下卷）	心靈雅集編譯組	150元
㊵業的思想	劉欣如編著	130元
㊶佛法難學嗎	劉欣如著	140元
㊷佛法實用嗎	劉欣如著	140元
㊸佛法殊勝嗎	劉欣如著	140元
㊹因果報應法則	李常傳編	180元
㊺佛教醫學的奧秘	劉欣如編著	150元
㊻紅塵絕唱	海　若著	130元
㊼佛教生活風情	洪丕謨、姜玉珍著	220元
㊽行住坐臥有佛法	劉欣如著	160元
㊾起心動念是佛法	劉欣如著	160元
㊿四字禪語	曹洞宗青年會	200元
51妙法蓮華經	劉欣如編著	160元
52根本佛教與大乘佛教	葉作森編	180元
53大乘佛經	定方晟著	180元
54須彌山與極樂世界	定方晟著	180元
55阿闍世的悟道	定方晟著	180元
56金剛經的生活智慧	劉欣如著	180元

・經 營 管 理・電腦編號01

◎創新經營六十六大計（精）	蔡弘文編	780元
①如何獲取生意情報	蘇燕謀譯	110元
②經濟常識問答	蘇燕謀譯	130元
④台灣商戰風雲錄	陳中雄著	120元
⑤推銷大王秘錄	原一平著	180元
⑥新創意・賺大錢	王家成譯	90元
⑦工廠管理新手法	琪　輝著	120元
⑨經營參謀	柯順隆譯	120元

⑩美國實業24小時	柯順隆譯	80元
⑪撼動人心的推銷法	原一平著	150元
⑫高竿經營法	蔡弘文編	120元
⑬如何掌握顧客	柯順隆譯	150元
⑰一流的管理	蔡弘文編	150元
⑱外國人看中韓經濟	劉華亭譯	150元
⑳突破商場人際學	林振輝編著	90元
㉒如何使女人打開錢包	林振輝編著	100元
㉔小公司經營策略	王嘉誠著	160元
㉕成功的會議技巧	鐘文訓編譯	100元
㉖新時代老闆學	黃柏松編著	100元
㉗如何創造商場智囊團	林振輝編譯	150元
㉘十分鐘推銷術	林振輝編譯	180元
㉙五分鐘育才	黃柏松編譯	100元
㉝自我經濟學	廖松濤編譯	100元
㉞一流的經營	陶田生編著	120元
㉟女性職員管理術	王昭國編譯	120元
㊱ＩＢＭ的人事管理	鐘文訓編譯	150元
㊲現代電腦常識	王昭國編譯	150元
㊳電腦管理的危機	鐘文訓編譯	120元
㊴如何發揮廣告效果	王昭國編譯	150元
㊵最新管理技巧	王昭國編譯	150元
㊶一流推銷術	廖松濤編譯	150元
㊷包裝與促銷技巧	王昭國編譯	130元
㊸企業王國指揮塔	松下幸之助著	120元
㊹企業精銳兵團	松下幸之助著	120元
㊺企業人事管理	松下幸之助著	100元
㊻華僑經商致富術	廖松濤編譯	130元
㊼豐田式銷售技巧	廖松濤編譯	180元
㊽如何掌握銷售技巧	王昭國編著	130元
㊿洞燭機先的經營	鐘文訓編譯	150元
52新世紀的服務業	鐘文訓編譯	100元
53成功的領導者	廖松濤編譯	120元
54女推銷員成功術	李玉瓊編譯	130元
55ＩＢＭ人才培育術	鐘文訓編譯	100元
56企業人自我突破法	黃琪輝編著	150元
58財富開發術	蔡弘文編著	130元
59成功的店舖設計	鐘文訓編著	150元
61企管回春法	蔡弘文編著	130元
62小企業經營指南	鐘文訓編譯	100元
63商場致勝名言	鐘文訓編譯	150元

⑭迎接商業新時代	廖松濤編譯	100元
⑯新手股票投資入門	何朝乾　編	200元
⑰上揚股與下跌股	何朝乾編譯	180元
⑱股票速成學	何朝乾編譯	200元
⑲理財與股票投資策略	黃俊豪編著	180元
⑳黃金投資策略	黃俊豪編著	180元
⑺厚黑管理學	廖松濤編譯	180元
⑫股市致勝格言	呂梅莎編譯	180元
⑬透視西武集團	林谷燁編譯	150元
⑯巡迴行銷術	陳蒼杰譯	150元
⑰推銷的魔術	王嘉誠譯	120元
⑱60秒指導部屬	周蓮芬編譯	150元
⑲精銳女推銷員特訓	李玉瓊編譯	130元
⑳企劃、提案、報告圖表的技巧	鄭　汶　譯	180元
⑻海外不動產投資	許達守編譯	150元
⑻八百件的世界策略	李玉瓊譯	150元
⑻服務業品質管理	吳宜芬譯	180元
⑻零庫存銷售	黃東謙編譯	150元
⑻三分鐘推銷管理	劉名揚編譯	150元
⑻推銷大王奮鬥史	原一平著	150元
⑻豐田汽車的生產管理	林谷燁編譯	150元

・成功寶庫・電腦編號 02

①上班族交際術	江森滋著	100元
②拍馬屁訣竅	廖玉山編譯	110元
④聽話的藝術	歐陽輝編譯	110元
⑨求職轉業成功術	陳　義編著	110元
⑩上班族禮儀	廖玉山編著	120元
⑪接近心理學	李玉瓊編著	100元
⑫創造自信的新人生	廖松濤編著	120元
⑮神奇瞬間瞑想法	廖松濤編譯	100元
⑯人生成功之鑰	楊意苓編著	150元
⑲給企業人的諍言	鐘文訓編著	120元
⑳企業家自律訓練法	陳　義編譯	100元
㉑上班族妖怪學	廖松濤編著	100元
㉒猶太人縱橫世界的奇蹟	孟佑政編著	110元
㉕你是上班族中強者	嚴思圖編著	100元
㉚成功頓悟100則	蕭京凌編譯	130元
㉜知性幽默	李玉瓊編譯	130元
㉝熟記對方絕招	黃靜香編譯	100元

㊲察言觀色的技巧	劉華亭編著	180元
㊳一流領導力	施義彥編譯	120元
㊵30秒鐘推銷術	廖松濤編譯	150元
㊶猶太成功商法	周蓮芬編譯	120元
㊷尖端時代行銷策略	陳蒼杰編著	100元
㊸顧客管理學	廖松濤編著	100元
㊹如何使對方說Yes	程　羲編著	150元
㊼上班族口才學	楊鴻儒譯	120元
㊽上班族新鮮人須知	程　羲編著	120元
㊾如何左右逢源	程　羲編著	130元
㊿語言的心理戰	多湖輝著	130元
55性惡企業管理學	陳蒼杰譯	130元
56自我啟發200招	楊鴻儒編著	150元
57做個傑出女職員	劉名揚編著	130元
58靈活的集團營運術	楊鴻儒編著	120元
60個案研究活用法	楊鴻儒編著	130元
61企業教育訓練遊戲	楊鴻儒編著	120元
62管理者的智慧	程　義編譯	130元
63做個佼佼管理者	馬筱莉編譯	130元
67活用禪學於企業	柯素娥編譯	130元
69幽默詭辯術	廖玉山編譯	150元
70拿破崙智慧箴言	柯素娥編譯	130元
71自我培育·超越	蕭京凌編譯	150元
74時間即一切	沈永嘉編譯	130元
75自我脫胎換骨	柯素娥譯	150元
76贏在起跑點—人才培育鐵則	楊鴻儒編譯	150元
77做一枚活棋	李玉瓊編譯	130元
78面試成功戰略	柯素娥編譯	130元
81瞬間攻破心防法	廖玉山編譯	120元
82改變一生的名言	李玉瓊編譯	130元
83性格性向創前程	楊鴻儒編譯	130元
84訪問行銷新竅門	廖玉山編譯	150元
85無所不達的推銷話術	李玉瓊編譯	150元

·處世智慧· 電腦編號03

①如何改變你自己	陸明編譯	120元
⑥靈感成功術	譚繼山編譯	80元
⑧扭轉一生的五分鐘	黃柏松編譯	100元
⑩現代人的詭計	林振輝譯	100元
⑫如何利用你的時間	蘇遠謀譯	80元

⑬口才必勝術	黃柏松編譯	120元
⑭女性的智慧	譚繼山編譯	90元
⑯人生的體驗	陸明編譯	80元
⑱幽默吹牛術	金子登著	90元
⑲攻心說服術	多湖輝著	100元
⑳當機立斷	陸明編譯	70元
㉒如何交朋友	安紀芳編著	70元
㉔慧心良言	亦　奇著	80元
㉕名家慧語	蔡逸鴻主編	90元
㉘如何發揮你的潛能	陸明編譯	90元
㉙女人身態語言學	李常傳譯	130元
㉚摸透女人心	張文志譯	90元
㉜給女人的悄悄話	妮倩編譯	90元
㉞如何開拓快樂人生	陸明編譯	90元
㊱成功的捷徑	鐘文訓譯	70元
㊲幽默逗笑術	林振輝著	120元
㊳活用血型讀書法	陳炳崑譯	80元
㊴心　燈	葉于模著	100元
㊵當心受騙	林顯茂譯	90元
㊶心・體・命運	蘇燕謀譯	70元
㊷如何使頭腦更敏銳	陸明編譯	70元
㊸宮本武藏五輪書金言錄	宮本武藏著	100元
㊼成熟的愛	林振輝譯	120元
㊽現代女性駕馭術	蔡德華著	90元
㊾禁忌遊戲	酒井潔著	90元
(52)摸透男人心	劉華亭編譯	80元
(53)如何達成願望	謝世輝著	90元
(54)創造奇蹟的「想念法」	謝世輝著	90元
(55)創造成功奇蹟	謝世輝著	90元
(57)幻想與成功	廖松濤譯	80元
(58)反派角色的啟示	廖松濤編譯	70元
(59)現代女性須知	劉華亭編著	75元
(62)如何突破內向	姜倩怡編譯	110元
(64)讀心術入門	王家成編譯	100元
(65)如何解除內心壓力	林美羽編著	110元
(66)取信於人的技巧	多湖輝著	110元
(68)自我能力的開拓	卓一凡編著	110元
(70)縱橫交涉術	嚴思圖編著	90元
(71)如何培養妳的魅力	劉文珊編著	90元
(72)魅力的力量	姜倩怡編著	90元
(75)個性膽怯者的成功術	廖松濤編譯	100元

⑯人性的光輝	文可式編著	90元
⑲培養靈敏頭腦秘訣	廖玉山編著	90元
⑳夜晚心理術	鄭秀美編譯	80元
㉑如何做個成熟的女性	李玉瓊編著	80元
㉒現代女性成功術	劉文珊編著	90元
㉓成功說話技巧	梁惠珠編譯	100元
㉔人生的真諦	鐘文訓編譯	100元
㉕妳是人見人愛的女孩	廖松濤編著	120元
㉗指尖·頭腦體操	蕭京凌編譯	90元
㉘電話應對禮儀	蕭京凌編著	120元
㉙自我表現的威力	廖松濤編譯	100元
㉚名人名語啟示錄	喬家楓編著	100元
㉛男與女的哲思	程鐘梅編譯	110元
㉜靈思慧語	牧　風著	110元
㉝心靈夜語	牧　風著	100元
㉞激盪腦力訓練	廖松濤編譯	100元
㉟三分鐘頭腦活性法	廖玉山編譯	110元
㊱星期一的智慧	廖玉山編譯	100元
㊲溝通說服術	賴文琇編譯	100元

·健康與美容·電腦編號 04

③媚酒傳（中國王朝秘酒）	陸明主編	120元
⑤中國回春健康術	蔡一藩著	100元
⑥奇蹟的斷食療法	蘇燕謀譯	130元
⑧健美食物法	陳炳崑譯	120元
⑨驚異的漢方療法	唐龍編著	90元
⑩不老強精食	唐龍編著	100元
⑫五分鐘跳繩健身法	蘇明達譯	100元
⑬睡眠健康法	王家成譯	80元
⑭你就是名醫	張芳明譯	90元
⑲釋迦長壽健康法	譚繼山譯	90元
⑳腳部按摩健康法	譚繼山譯	120元
㉑自律健康法	蘇明達譯	90元
㉓身心保健座右銘	張仁福著	160元
㉔腦中風家庭看護與運動治療	林振輝譯	100元
㉕秘傳醫學人相術	成玉主編	120元
㉖導引術入門⑴治療慢性病	成玉主編	110元
㉗導引術入門⑵健康·美容	成玉主編	110元
㉘導引術入門⑶身心健康法	成玉主編	110元
㉙妙用靈藥·蘆薈	李常傳譯	150元

㉚萬病回春百科	吳通華著	150元
㉛初次懷孕的10個月	成玉編譯	130元
㉜中國秘傳氣功治百病	陳炳崑編譯	130元
㉟仙人長生不老學	陸明編譯	100元
㊱釋迦秘傳米粒刺激法	鐘文訓譯	120元
㊲痔・治療與預防	陸明編譯	130元
㊳自我防身絕技	陳炳崑編譯	120元
㊴運動不足時疲勞消除法	廖松濤譯	110元
㊵三溫暖健康法	鐘文訓編譯	90元
㊸維他命與健康	鐘文訓譯	150元
㊺森林浴—綠的健康法	劉華亭編譯	80元
㊼導引術入門(4)酒浴健康法	成玉主編	90元
㊽導引術入門(5)不老回春法	成玉主編	90元
㊾山白竹（劍竹）健康法	鐘文訓譯	90元
㊿解救你的心臟	鐘文訓編譯	100元
52超人氣功法	陸明編譯	110元
54借力的奇蹟(1)	力拔山著	100元
55借力的奇蹟(2)	力拔山著	100元
56五分鐘小睡健康法	呂添發撰	120元
57禿髮、白髮預防與治療	陳炳崑撰	120元
59艾草健康法	張汝明編譯	90元
60一分鐘健康診斷	蕭京凌編譯	90元
61念術入門	黃靜香編譯	90元
62念術健康法	黃靜香編譯	90元
63健身回春法	梁惠珠編譯	100元
64姿勢養生法	黃秀娟編譯	90元
65仙人瞑想法	鐘文訓譯	120元
66人蔘的神效	林慶旺譯	100元
67奇穴治百病	吳通華著	120元
68中國傳統健康法	靳海東著	100元
71酵素健康法	楊　皓編譯	120元
73腰痛預防與治療	五味雅吉著	130元
74如何預防心臟病・腦中風	譚定長等著	100元
75少女的生理秘密	蕭京凌譯	120元
76頭部按摩與針灸	楊鴻儒譯	100元
77雙極療術入門	林聖道著	100元
78氣功自療法	梁景蓮著	120元
79大蒜健康法	李玉瓊編譯	100元
81健胸美容秘訣	黃靜香譯	120元
82鍺奇蹟療效	林宏儒譯	120元
83三分鐘健身運動	廖玉山譯	120元

㊹尿療法的奇蹟	廖玉山譯	120元
㊺神奇的聚積療法	廖玉山譯	120元
㊻預防運動傷害伸展體操	楊鴻儒編譯	120元
㊽五日就能改變你	柯素娥譯	110元
㊾三分鐘氣功健康法	陳美華譯	120元
91道家氣功術	早島正雄著	130元
92氣功減肥術	早島正雄著	120元
93超能力氣功法	柯素娥譯	130元
94氣的瞑想法	早島正雄著	120元

・家庭／生活・電腦編號05

①單身女郎生活經驗談	廖玉山編著	100元
②血型・人際關係	黃靜編著	120元
③血型・妻子	黃靜編著	110元
④血型・丈夫	廖玉山編譯	130元
⑤血型・升學考試	沈永嘉編譯	120元
⑥血型・臉型・愛情	鐘文訓編譯	120元
⑦現代社交須知	廖松濤編譯	100元
⑧簡易家庭按摩	鐘文訓編譯	150元
⑨圖解家庭看護	廖玉山編譯	120元
⑩生男育女隨心所欲	岡正基編著	160元
⑪家庭急救治療法	鐘文訓編著	100元
⑫新孕婦體操	林曉鐘譯	120元
⑬從食物改變個性	廖玉山編譯	100元
⑭藥草的自然療法	東城百合子著	200元
⑮糙米菜食與健康料理	東城百合子著	180元
⑯現代人的婚姻危機	黃　靜編著	90元
⑰親子遊戲　0歲	林慶旺編譯	100元
⑱親子遊戲　1～2歲	林慶旺編譯	110元
⑲親子遊戲　3歲	林慶旺編譯	100元
⑳女性醫學新知	林曉鐘編譯	180元
㉑媽媽與嬰兒	張汝明編譯	180元
㉒生活智慧百科	黃　靜編譯	100元
㉓手相・健康・你	林曉鐘編譯	120元
㉔菜食與健康	張汝明編譯	110元
㉕家庭素食料理	陳東達著	140元
㉖性能力活用秘法	米開・尼里著	150元
㉗兩性之間	林慶旺編譯	120元
㉘性感經穴健康法	蕭京凌編譯	150元
㉙幼兒推拿健康法	蕭京凌編譯	100元

㉚談中國料理	丁秀山編著	100元
㉛舌技入門	增田豐　著	160元
㉜預防癌症的飲食法	黃靜香編譯	150元
㉝性與健康寶典	黃靜香編譯	180元
㉞正確避孕法	蕭京凌編譯	180元
㉟吃的更漂亮美容食譜	楊萬里著	120元
㊱圖解交際舞速成	鐘文訓編譯	150元
㊲觀相導引術	沈永嘉譯	130元
㊳初為人母12個月	陳義譯	180元
㊴圖解麻將入門	顧安行編譯	160元
㊵麻將必勝秘訣	石利夫編譯	180元
㊶女性一生與漢方	蕭京凌編譯	100元
㊷家電的使用與修護	鐘文訓編譯	160元
㊸錯誤的家庭醫療法	鐘文訓編譯	100元
㊹簡易防身術	陳慧珍編譯	150元
㊺茶健康法	鐘文訓編譯	130元
㊻雞尾酒大全	劉雪卿譯	180元
㊼生活的藝術	沈永嘉編著	120元
㊽雜草雜果健康法	沈永嘉編著	120元
㊾如何選擇理想妻子	荒谷慈著	110元
㊿如何選擇理想丈夫	荒谷慈著	110元
51中國食與性的智慧	根本光人著	150元
52開運法話	陳宏男譯	100元
53禪語經典＜上＞	平田精耕著	150元
54禪語經典＜下＞	平田精耕著	150元
55手掌按摩健康法	鐘文訓譯	180元
56脚底按摩健康法	鐘文訓譯	180元
57仙道運氣健身法	李玉瓊譯	150元
58健心、健體呼吸法	蕭京凌譯	120元
59自彊術入門	蕭京凌譯	120元
60指技入門	增田豐著	160元
61下半身鍛鍊法	增田豐著	180元
62表象式學舞法	黃靜香編譯	180元
63圖解家庭瑜伽	鐘文訓譯	130元
64食物治療寶典	黃靜香編譯	130元
65智障兒保育入門	楊鴻儒譯	130元
66自閉兒童指導入門	楊鴻儒譯	180元
67乳癌發現與治療	黃靜香譯	130元
68盆栽培養與欣賞	廖啟新編譯	180元
69世界手語入門	蕭京凌編譯	180元
70賽馬必勝法	李錦雀編譯	200元

⑦①中藥健康粥	蕭京凌編譯	120元
⑦②健康食品指南	劉文珊編譯	130元
⑦③健康長壽飲食法	鐘文訓編譯	150元
⑦④夜生活規則	增田豐著	160元
⑦⑤自製家庭食品	鐘文訓編譯	200元
⑦⑥仙道帝王招財術	廖玉山譯	130元
⑦⑦「氣」的蓄財術	劉名揚譯	130元
⑦⑧佛教健康法入門	劉名揚譯	130元
⑦⑨男女健康醫學	郭汝蘭譯	150元
⑧⓪成功的果樹培育法	張煌編譯	130元
⑧①實用家庭菜園	孔翔儀編譯	130元
⑧②氣與中國飲食法	柯素娥編譯	130元
⑧③世界生活趣譚	林其英著	160元
⑧④胎教二八〇天	鄭淑美譯	220元
⑧⑤酒自己動手釀	柯素娥編著	160元
⑧⑥自己動「手」健康法	劉雪卿譯	160元
⑧⑦香味活用法	森田洋子著	160元
⑧⑧寰宇趣聞搜奇	林其英著	200元
⑧⑨手指回旋健康法	栗田昌裕著	200元
⑨⓪家庭巧妙收藏	蘇秀玉譯	200元
⑨①餐桌禮儀入門	風間璋子著	200元
⑨②住宅設計要訣	吉田春美著	200元

・命理與預言・電腦編號06

①星座算命術	張文志譯	120元
②中國式面相學入門	蕭京凌編著	180元
③圖解命運學	陸明編著	200元
④中國秘傳面相術	陳炳崑編著	110元
⑤13星座占星術	馬克・矢崎著	200元
⑥命名彙典	水雲居士編著	180元
⑦簡明紫微斗術命運學	唐龍編著	220元
⑧住宅風水吉凶判斷法	琪輝編譯	180元
⑨鬼谷算命秘術	鬼谷子著	200元
⑩密教開運咒法	中岡俊哉著	250元
⑪女性星魂術	岩滿羅門著	200元
⑫簡明四柱推命學	李常傳編譯	150元
⑬手相鑑定奧秘	高山東明著	200元
⑭簡易精確手相	高山東明著	200元
⑮13星座戀愛占卜	彤雲編譯組	200元
⑯女巫的咒法	柯素娥譯	230元

國家圖書館出版品預行編目資料

卡拉 OK 健腦法／東潔著，沈永嘉譯
－初版－臺北市，大展，民 87
面；21 公分－（健康天地；87）
譯自：カラオケ健腦法
ISBN 957-557-811-2（平裝）

1. 健腦法

411.19　　87003290

卡拉 OK 健腦法　　ISBN 957-557-811-2

原 著 者／東　潔
編 譯 者／沈 永 嘉
發 行 人／蔡 森 明
出 版 者／大展出版社有限公司
社　　址／台北市北投區（石牌）致遠一路 2 段 12 巷 1 號
電　　話／(02) 28236031・28236033
傳　　真／(02) 28272069
郵政劃撥／0166955—1
登 記 證／局版臺業字第 2171 號
承 印 者／高星印刷品行
裝　　訂／日新裝訂所
排 版 者／千兵企業有限公司
電　　話／(02) 28812643
初版1刷／1998 年（民 87 年）5 月

定　　價／180 元

●本書若有破損缺頁敬請寄回本社更換●

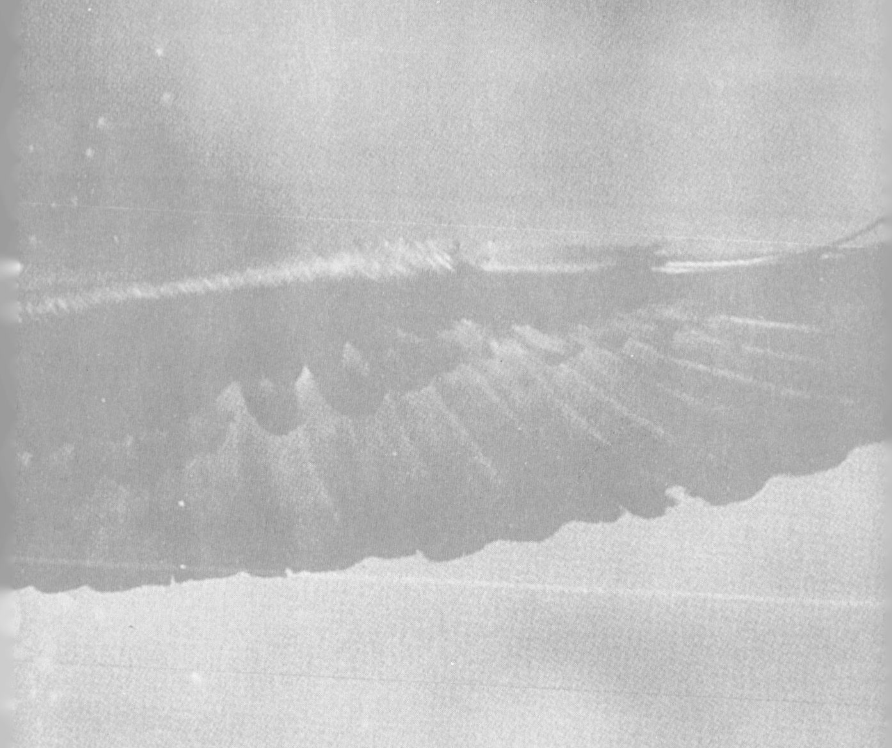

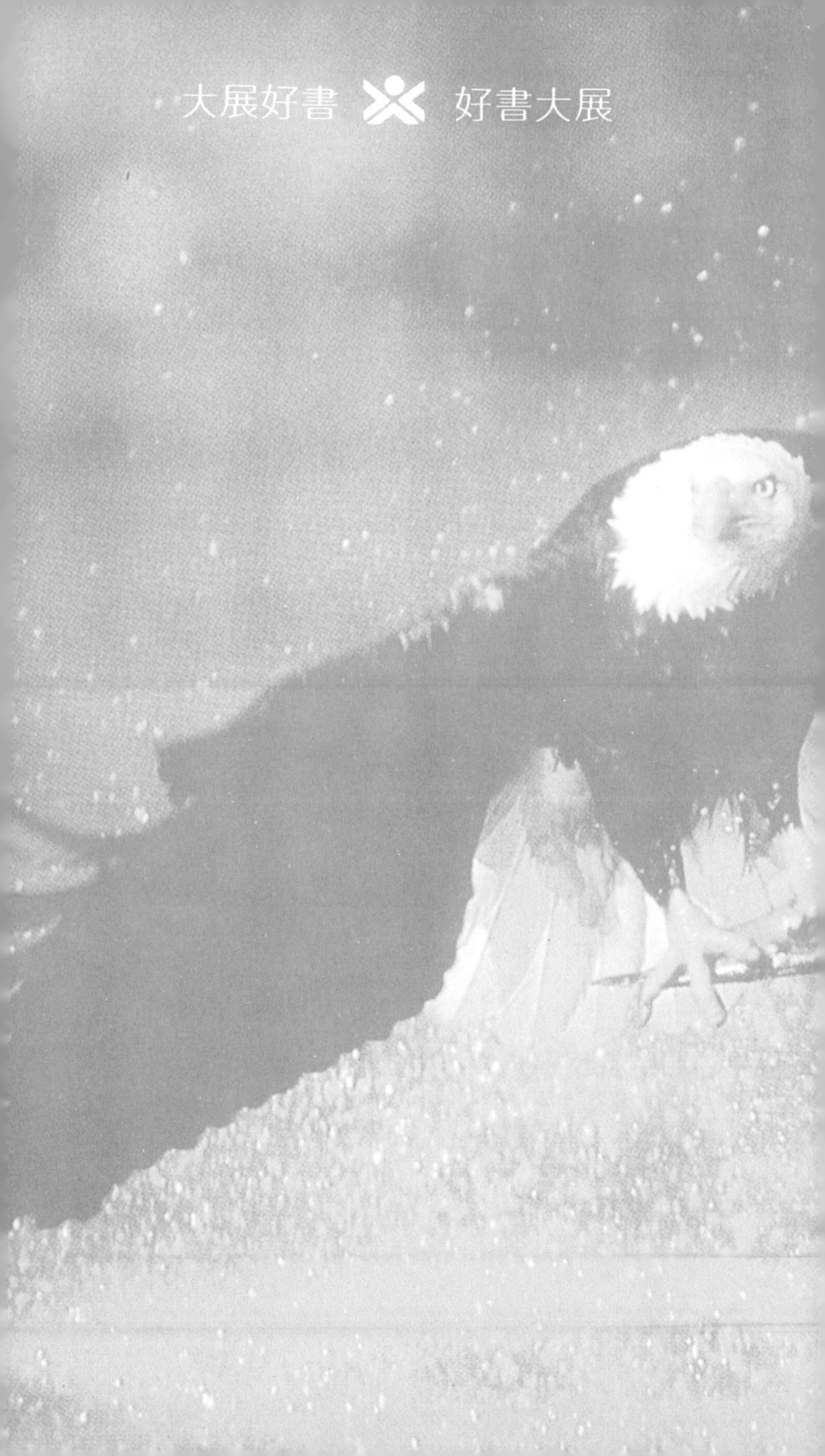
大展好書 好書大展